家 庭
泡脚良方

主编 陈 光

中国中医药出版社
· 北京 ·

图书在版编目（CIP）数据

家庭泡脚良方 / 陈光主编 . —北京：中国中医药出版社，2017.6
（2024.3 重印）
ISBN 978 - 7 - 5132 - 3832 - 8

Ⅰ . ①家… Ⅱ . ①陈… Ⅲ . ①足－药浴疗法－验方
Ⅳ . ① R244.9 ② R289.5

中国版本图书馆 CIP 数据核字（2016）第 282201 号

中国中医药出版社出版

北京市朝阳区北三环东路 28 号易亨大厦 16 层
邮政编码 100013
传真 010 64405750
北京盛通印刷股份有限公司印刷
各地新华书店经销

开本 880×1230 1/32 印张 7.5 字数 216 千字
2017 年 6 月第 1 版 2024 年 3 月第 4 次印刷
书号 ISBN 978 - 7 - 5132 - 3832 - 8

定价 36.00 元
网址 www.cptcm.com

社 长 热 线 010-64405720
购 书 热 线 010-89535836
侵 权 打 假 010-64405753

微信服务号 zgzyycbs
微商城网址 https://kdt.im/LIdUGr
官 方 微 博 http://e.weibo.com/cptcm
天猫旗舰店网址 https://zgzyycbs.tmall.com

如有印装质量问题请与本社出版部联系（010 64405510）

编者名单

主　编　陈　光

编　委　（按姓氏笔画排序）

丁　蒙　　马洪军　　王　恒　　王　斌

白雅君　　刘家兴　　闫　玲　　孙国栋

杨海荣　　高献冬　　郭天奇　　梁海涛

韩　峰　　魏　巍

内容提要

　　随着生活水平的提高，人们越来越重视防治疾病及养生保健。本书从专业、科学的角度，详细介绍了泡脚的概念、常用方法、理论依据、特点及功效、泡脚水及器具的选择、适应证与禁忌证、煎煮泡脚中药应掌握的要领、注意事项，内、外、妇、儿、男科、骨伤科疾病常见的泡脚良方，以及美容保健良方。本书内容简明扼要，通俗易懂，易于读者掌握和操作。

　　本书作为家庭保健用书，可供广大养生保健爱好者阅读。

前言

中医学认为，"足乃六经之根"，《黄帝内经》里说："跟者，本者，部位在下，皆经气生发之地，为经气之所出。"很久以前人们就认识到了足的防病保健作用，常把足称为"人之根本"，西医还把足称为人体的"第二心脏"。足部反射区、穴位众多，与人体的各个系统、组织、器官有着密切的联系。俗话说"百病从寒起，寒从脚下生"。如果下肢的血液不畅通，影响各脏腑器官的生理功能，那么就容易产生疾病。

泡脚，也称足浴，作为保健和预防疾病的方法，在中国有着近五千年的历史。中医研究发现，坚持每晚睡前泡脚，不仅能清洁双脚，还能刺激足部的经穴及反射区，有助于预防疾病，改善身体状况。西医学也已证实，泡脚可使足部皮肤丰富的毛细血管网扩张，增强汗腺、皮脂腺功能，促进肌肉的血液循环，加速代谢产物的排出，提高肌肉的工作能力及耐力。所以，做好日常足部保健至关重要。足部保健不仅可以强身健体、延缓衰老，还能对某些疾病起到辅助治疗与预防保健的作用。

中医所讲的"泡脚"并非日常的洗脚，它对水量、水温、泡脚时间等都有一定的要求，且在泡脚过程中，许多中药材，甚至生活中常见的食材都可以作为泡脚的材料。泡脚方法非常简便、实用，易被广大普通百姓接受，但具体如何操作才能达到防治疾病及养生保健的作用呢？ 为解决这些困惑，我们编写了《家庭泡脚良方》一书。

无病，泡脚帮您防患于未然；有病，泡脚可助您恢复健康。总而言之，本书具有较强的实用性。

由于编者水平和经验所限，书中若存在不足甚至错误疏漏之处，敬请读者与同仁提出宝贵意见，以便再版时修订提高。

编 者

2016 年 10 月

目 录

第一章
泡脚的基础知识　1

第二章
常见疾病的泡脚良方　17

第三章　美容保健泡脚良方　211

第一章

泡脚的基础知识

第一节　泡脚的概念与常用方法

一、泡脚的概念

泡脚，也称足浴，是根据中医辨证施治原则，选取适当的药物，组成泡脚方剂，并经过一定的方法制备成溶液，通过泡洗足部来强身健体、防病保健的一种方法。

二、泡脚的常用方法

◎ 泡脚的温度

根据温度，泡脚可以分为温泡、凉泡、高温泡、微温泡四类。

（1）温泡： 水温在 37 ～ 42℃（泡脚最常用的温度），泡脚 10 ～ 30 分钟。这种水温具有促进血液循环和淋巴循环、缓解血管痉挛、灵活肢体动作、消除皮肤紧张和改善神经营养等作用，并有镇痛和促进新陈代谢的作用，也是药物透皮吸收的最佳温度。

（2）凉泡： 药液温度一般低于 33℃，每次浸泡时间不宜超过 10 分钟。本法适于夏季炎热气候，是一种以解热和强壮为目的的泡脚方法。凉泡对人体本身就是一种强刺激，在冬季尤其如此。因为凉泡易使人体产生一系列适应性反应，如增强血管弹性、增加氧气摄入、增强人体对寒冷的抵抗力，从而有效地配合药物发挥养生保健作用。

（3）高温泡： 药液温度为 42 ～ 44℃。每次泡脚时间不宜超过 10 分钟。这一温度能扩张血管，改善血液循环，增强新陈代谢，促进病变产物的排除和吸收，有助于组织功能的恢复。

（4）微温泡： 药液温度为 34 ～ 36℃，泡脚时间为 15 ～ 30 分钟。

这一温度可对中枢神经产生抑制作用，有安神镇静的作用，通过对脚的放松而达到放松全身、诱导睡意的作用。适合于以调节心神不宁、心胆气虚、心肾不交及肝火偏盛为目的的泡脚。需要注意的是，在泡脚过程中不应有出汗现象，否则就不能达到镇静安神的目的。

◎ 泡脚方法

泡脚在临床运用过程中常分为熏蒸法和泡洗法，两者合称熏洗法，也是广义上讲的泡脚。

熏蒸法又称蒸汽疗法或中药蒸汽浴，它是通过药液加热蒸发后的气体进行熏蒸治疗的方法。具体方法为，将加水煮沸的中草药煎剂倒入容器内，令脚底离药液有一定的距离，上部盖上毛巾，以防止热气外透。泡浴法又称浸浴法，是用热水泡药或把药物煎汤浸浴双脚以达保健目的的方法。具体方法为，将加水煮沸的中草药煎剂，去渣取液，待温后用此药液浸浴双脚。

第二节　泡脚养生的理论依据

◎ 水温的刺激作用

当人处于疲劳状态时，身体的血液运行速度较慢，而泡脚的时候，通过水温的刺激，可使足部皮肤温度升高、血管扩张、血液循环加快，起到消除疲劳、促进睡眠等积极作用。另外，适当的温热刺激还能促进人体的新陈代谢，对日常养生保健和疾病的预防都十分有益。

◎ 药物渗透皮肤发挥作用

进行药物泡脚时，水的温热作用可刺激足部的毛细血管扩张和加快血液循环，从而增加了皮肤对泡脚方中中药成分的吸收，并通过血液循环带入全身，从而发挥药效，起到预防疾病和养生保健的作用。

◎ 药物气味的刺激作用

　　泡脚方中的药物经水煎之后可产生或浓郁或清淡的味道，这些味道被人体吸入后，能起到刺激大脑的功效，有助于改善睡眠、消除疲劳等。

◎ 经络原理

　　足部不仅是足三阴经的起始点，还是足三阳经的终止处。另外，仅足踝以下就有 33 个穴位，双脚穴位达 66 个，占全身穴位的近 20%。经常泡脚，通过水温、药物的渗透作用，刺激足部的涌泉、太冲、隐白、昆仑等穴位，能起到推动血脉运行、调理脏腑、平衡阴阳、疏通经脉、美容养颜、延年益寿等作用。

◎ 生物全息

　　足部不仅有与五脏六腑相关的穴位，还有相应的反射区。双脚有62 个基本反射区，像人体的一个缩影，它时时刻刻反映着人体各部的健康情况。当某一脏腑出现异常或发生病变时，足部相应的反射区可出现异常表现，如出现疼痛。经常泡脚，可以通过药物的局部刺激作用于该反射区，并辅以适当按摩，使相应脏腑器官的疾病得到缓解。

◎ 循环原理

　　足底不仅支撑我们的身体，而且遍布着无数的神经末梢和毛细血管。大家都知道，离心脏越远，血液循环就越不好，我们的足部就是这种情况。如果足部一旦受寒，很容易导致人体局部体温下降和抵抗力减弱，诱发头痛、感冒、咳嗽等多种疾病。经常泡脚，通过水温的刺激和药物的作用，能加快足部及身体的血液循环，促进下肢血液加入到体循环，从而促进身体毒素及废弃物排出体外，增强体质，提高身体抵抗力。另外，经常泡脚，能增强足部毛细血管的敏感性，使药物快速通过足部血管传送至全身，从而起到保健和预防疾病的作用。

◎ 神经刺激作用

泡脚时通过水温的刺激、药物的作用，能使神经和内分泌系统得到调节，从而促进大脑功能、改善疲劳、增强记忆力。泡脚对人体的作用并不是通过某一方面达到的，而是通过物理、机械、化学作用，以及借助药物蒸汽、熏洗等，使足部的穴位、反射区、末梢神经、毛细血管等受到刺激，从而产生的综合作用。因此，使用泡脚方法进行保健养生时，一定要把它当成一门学问，全面考虑各方面的情况，只有这样，才能使泡脚真正起到积极作用。

第三节　泡脚的特点与功效

一、泡脚的特点

◎ 简单、方便

一盆温度适宜的热水，一个对症的药方，在家就能泡脚。现在很多泡脚的药方不需要用水煎，直接倒入热水中即可，操作更加方便。

◎ 经济实惠

与价格昂贵的保健品、药品相比，泡脚可谓"物美价廉"，在家就能进行，不需要去足疗店花钱消费。最主要的是泡脚的药方比较常见，可以是大夫开具的方子，也可以是日常生活中常见的食材或药材，如生姜、花椒、醋等。

◎ 相对安全

泡脚是通过温热刺激、皮肤渗透等方式作用于人体，不需要消化道吸收，不会对肠胃、肝脏等产生不良影响。只要掌握好泡脚的时间与用药的剂量，用对泡脚器，泡脚既不会占用我们太多的精力与时间，又不用花费太多的金钱，轻轻松松就可以享受到它带来的健康。

二、泡脚的功效

泡脚不仅使"四肢无冷疾"，还有以下功效。

◎ 平衡阴阳

阳即阳气，生命活动必不可少的元阳之气。阴即阴精，指人体的津液等。阴阳平衡，人体才能保持健康。如果阳气过盛，容易出现阴虚症状，最常见的就是上火；如果阴盛阳衰，容易出现阳虚症状，如畏寒怕冷、面色苍白等。经常泡脚，有助于保持机体各器官功能平衡协调，从而平阴阳、保健康。

◎ 活血祛瘀

经络具有运行气血、濡养周身、抵御外邪、保卫机体等作用。经络内属于脏腑，经常泡脚，使循行足部的经络受到刺激，能促进脏腑功能协调，排出淤积在体内的废弃物，使身体气血的运行更加顺畅。另外，经常站立者易患下肢静脉曲张，而泡脚能加快腿部血液循环，使腿部静脉血及时回流，有利于减轻腿的静脉瘀血，防止下肢静脉曲张。

◎ 扶正祛邪

经常泡脚，不仅可以温阳、暖身驱寒，还能清火利湿。例如，泡脚时，可通过水温刺激及药物渗透等作用于淋巴系统反射区，能清火解毒、消肿止痛，缓解湿热引起的红肿、溃疡等。

◎ 祛寒暖身

夏天的时候，人们都待在开有空调的房间里，再加上饮食结构不合理，爱吃凉性、味重的食物，因此体内多寒湿。经常泡脚，能祛寒除湿，预防寒湿引起的风湿性关节炎、关节疼痛等症。另外，冬天天气寒冷，很多人尤其体质虚弱的女性，容易出现手脚冰凉的情况，而晚上睡觉之前泡脚，能提高身体温度，达到暖身驱寒的效果。

◎ 健脾养胃

当不思饮食的时候，进行适当泡脚，配以相应药方，并正确按摩脾经、胃经穴位及胃、十二指肠、小肠、大肠等反射区，可提高食欲，促进消化。同时，亦对脾胃运化失健导致的便秘、皮肤粗糙、痤疮等具有缓解作用。

◎ 美容养颜

泡脚能使内脏得到气血的滋润和濡养，还能加快新陈代谢，加速身体内毒素的排出，使肌肤红润，改善皮肤粗糙等情况，起到美容养颜的功效。

◎ 疏肝解郁

经常泡脚，可使神经放松，缓解和释放压力，避免肝气郁结。同时，泡脚还能刺激肝经及大脑、小脑和脑干、甲状旁腺等反射区，可缓解肝气郁结引起的失眠、抑郁、神经衰弱等不适。

◎ 补肾强身

晚上7点至9点是肾经气血最弱的时候，在这个时间段适当地泡脚，能促进身体的气血流向肾经，起到补肾益气的作用。肾经气血充足，肾气自然就旺，也就意味着人的生命力更加旺盛，身体更加强壮。

◎ 温里止痛

对于四肢冰冷、血瘀痛经、寒凝胃痛的女性来说，泡脚是最合适不过的养生方式了。经常进行泡脚，水温的刺激能促进身体的血液循环和新陈代谢，提高皮肤温度。另外，泡脚还能活血祛瘀、温肾助阳，对血瘀引起的痛经、寒凝胃痛具有缓解作用。

◎ 促进新陈代谢

经常泡脚，能促进血液循环，而身体血液循环量的增加，能调节各器官的内分泌功能，促使甲状腺分泌甲状腺激素、肾上腺分泌肾上腺素等，这些激素对人体新陈代谢有促进作用。

◎ 调养脏腑

足部是人体经络循行的重要区域，而不同的经络对应不同的脏腑。另外，中医学认为，人体各器官在足部都有相应的反射区。经常泡脚，能刺激足部的反射区和经络，起到调节和改善各器官功能、协调脏腑的功效。

◎ 改善血液循环

研究发现，一个健康的人，用40℃左右的温水泡脚30分钟，其周围血管的血流量能增加10～15倍。可见，经常泡脚，能刺激足部的血管，软化血管，增加血管弹性，提高皮肤温度，从而促进足部和全身的血液循环，减少血块凝结，保持血流通畅，对身体健康非常有益。

◎ 通利大脑

脊柱属督脉，内藏脊髓，直通于脑，而足少阴肾经"斜走足心，贯脊内"。可见，足心通过经络与大脑相通。经常泡脚，刺激足部尤其是足心部位，能改善大脑功能，起到提神醒脑、健脑益智等功效。

◎ 辅助治疗疾病

泡脚药方中的药物可通过皮肤渗透、血液循环流至全身，当药物的有效成分被身体吸收后，能对相应的疾病起到治疗作用。

◎ 放松身心

相信很多人会有这样的感受，在外奔波了一天，身体很疲惫，内心也觉得倦怠不已，这时泡一泡脚，水的温热刺激能让人感觉放松。如果再加上药物的芳香，能刺激人的大脑，让人将一身的疲惫卸下来。因此，泡脚成了现代人重要的休闲方式之一。

第四节　泡脚水与泡脚器具的选择

一、泡脚水的选择

日常生活中，泡脚水一般取自来水、河水、井水、山涧水、矿泉水、溪水为基本用水。假如条件允许，应尽可能选用井水、自来水、山涧水或矿泉水。若河水、溪水所含的有害物质（如化肥、农药）含量很高，则不宜用来泡脚。因为用这样的水泡脚，在温度的作用下，随着毛细血管扩张，人体皮肤对这类有害物质大量吸收，不仅对人体无益，反而会带来事与愿违的恶果。因此，受污染的水不应作为泡脚水。对那些想通过泡脚来保健身体的人而言，长年累月使用的泡脚水，其水质应该保持清洁、卫生，符合卫生学要求。而对于那些希望通过泡脚来达到预防某些疾病的人来说，泡脚水除应清洁、卫生外，还应根据疾病的不同，选放不同的泡脚药物。如风寒感冒，可加入疏风散寒的辛温解表药；高血压应加入平肝潜阳、息风降压的药物；皮肤病应加入杀虫祛风、清热解毒、凉血之类的药物。换言之，泡脚水的成分是有讲究的，绝不能随便取水，马虎从事，应根据不同的年龄、不同的病症、不同的地域、不同的季节来选用不同的泡脚水。只有这样，才能真正收到满意的效果。

此外，泡脚水的温度也应有所控制，一般应以 38 ～ 43℃为宜。但由于个体差异，少数人可耐受高达 45℃的泡脚水，但最好不要超过45℃。通常应从 38℃开始，逐渐升至 40 ～ 42℃。当然，温度的选择还要根据不同的个体和泡脚时间长短来定。过高的水温会导致烫伤，特别是老人、患有末梢神经炎的患者感觉比较迟钝，也容易烫伤；有心脏病的人，泡脚水的温度也不宜太高；而如果是一个外感风寒的人，泡脚水的温度适当高一些，则更容易温通经脉，逼寒气散出体表，助阳气复来，改善病症；还有素体寒盛之人，泡脚的水温可以高些；素体阴虚火旺之人，泡脚的水温不宜过高。总之，泡脚的水温度应根据个人泡脚后的反应确定，以泡脚后感觉轻松、舒适为宜。

二、泡脚器具的选择

◎ 质地的选择

泡脚容器以木质盆为好。因木制盆散热较慢，有利于保温。假如去商场购买泡脚盆的话，应该购买正规厂家生产、经国家有关部门认证的无毒无害的泡脚盆。不论是哪一种泡脚盆，总的要求是无害、安全、保温性能好。

◎ 高度的选择

泡脚容器的高度最好能超过 20 厘米高（没过踝关节），宽度则以能容纳双脚即可。假如泡脚盆太矮，热水浸泡的位置就低，浸泡到的下肢皮肤面积也就相对较少，泡脚的效果自然要差些。需要提醒的是，泡脚时坐的椅子不能太高，也不能太矮，应高低适中，以保证身体的姿势处于舒适状态为宜。

◎ 结构的选择

目前，家庭使用和足疗市场上使用的泡脚容器，有结构简单与结构复杂的两种。简单的是木制直桶和塑料桶。因不能保持恒温，较长时间泡脚，需添加 2 ～ 3 次热水，但价格较低，颇受欢迎。结构复杂的泡脚器是通过电源来控制水温的泡脚器，具有自动控制水温并保持恒温的功能，有的厂家为了提高泡脚的保健效果，还在泡脚器上安装了具有磁疗保健、震动按摩、穴位按摩、红外线理疗等多种功能的装置，使泡脚者享受到多种保健功效，这样的泡脚器价格当然要贵一些。各人可根据自已的爱好和经济实力进行选购。

第五节　泡脚的适应证与禁忌证

一、适应证

泡脚疗法的应用范围很广，主要有以下几个方面。

（1）适用于内科、外科、妇科、男科、骨伤科等方面的疾病。如高血压、糖尿病、感冒、神经衰弱、失眠、关节炎、腰痛、痛经等。

（2）适用于体力劳动、脑力劳动而致的困倦、疲劳等症的保健治疗。

（3）适用于日常生活保健，如中青年的肌肤健美、减肥等。

（4）适用于各种软组织损伤和各种肌肉、韧带的慢性劳损。如关节扭伤、腿部肿痛、颈肌劳损、腰肌劳损等。

二、禁忌证

泡脚是良好的卫生习惯，泡脚能够清洁皮肤，冲洗掉灰尘、细菌，还能促进血液循环，加速机体的新陈代谢，有活血化瘀、调解人体内脏气血及解除疲劳的作用。但是中老年人泡脚时应注意如下几点。

◎ 忌空腹泡脚

因为在泡脚过程中身体会消耗很多热量，中老年人糖原贮量较青年人少，容易因血糖过低发生低血糖性休克。

◎ 忌餐后立即泡脚

如果饭后立即泡脚，会因温度的升高，热量的刺激，使皮肤血管扩张，消化器官中的血液相对减少，从而妨碍了食物的消化和吸收。

◎ 忌水温过高

一般以 35 ~ 38℃为最好，如果水温在 40℃以上，因为超过了人体的体温，使热量不容易散发，容易发生虚脱。泡脚水过热会有隐患，因此水温切忌过高，最好等于或略低于体温，以 30 ~ 37℃为宜。如果在过热的水中浸泡或沐浴过久，对老年人来说，可使身体及四肢的血管大幅度扩张，大量血液流向周围血管，引起短暂性脑缺血，产生头晕、眼花、恶心等症状，甚至发生昏迷和猝死。

◎ 忌用力搓擦皮肤

有人泡脚喜欢用力搓擦皮肤，造成表皮细胞损伤，甚至出血，这会使皮肤这一人体自然防线的抗御能力下降，在皮肤微细胞破损处细菌或病毒会乘虚而入。

◎ 忌在水中久泡

如果在水中久泡，皮肤的毛细血管扩张，容易引起大脑暂时性缺血，严重时可晕倒。患有高血压、动脉硬化的老年人，在热水中久泡，有诱发中风的危险。

◎ 忌用碱性强的肥皂或各种香波乳剂泡脚

这些碱性化学物质容易刺激皮肤，引起瘙痒和炎症。老年人宜用含脂肪较多的羊毛脂皂或香皂，使用肥皂后要用清水冲洗干净。

◎ 忌在非流动水的大浴池泡脚

这种洗浴方式不仅不卫生，而且是传染皮肤病的媒介，应属泡脚禁忌。

◎ 忌泡脚过勤

老年人皮肤脂腺分泌减少，滋润能力较差。如果泡脚过勤，会使皮肤因缺乏油脂而变得粗糙、干燥、皮屑过多，甚至发生皮肤裂纹或损伤。四季泡脚的频率应有别，泡脚的次数一般每日 1 次，因治疗需要也可以每日 2 次，但老年人应以每日 1 次为宜。若因劳作汗出过多时，需随时泡脚。普通人在冬季可每日泡 1 次，夏季每日泡 2 次。

◎ 忌过度使用肥皂

泡脚时不要过度使用肥皂。因为过度使用肥皂容易过多地洗掉皮脂腺分泌的脂肪，使足部皮肤干燥，特别是老年人更应注意。一般老年人就是使用软性香皂也是少用为宜。

◎ 忌泡脚当风

老年人一般喜欢洗热水澡，有很多老人还喜欢热水烫脚，感觉全身出透汗很舒服。但这时必须注意避风，全身出大汗的时候避风是很重要的，否则不仅会引起感冒，还会引起腰腿痛，成为长年不愈的慢性病。

第六节　煎煮泡脚中药应掌握的要领

大多数人认为，煎煮中药就是将药物加水用小火慢煎。其实，煎煮中药看似简单，实则从器皿的选择、药物的清洗、水的分量、火候等，每个细节都十分考究，如果把握不好，很可能会影响药效。

◎ 正确选择煎煮器具

砂锅、瓦罐等陶制品性质稳定，耐高温，导热均匀，保温性能好，是煎煮中药的首选器具。铝锅或搪瓷锅也可以用来煎煮中药。铁锅、铜锅和锡锅不宜用于煎煮中药，以免产生化学反应而降低药效，有的甚至还有可能产生毒性物质或引发不良反应。

◎ 煎药水要卫生

无污染的山泉水、井水、自来水等都可以用来煎药，但一定要干净、卫生，没有异味。

◎ 煎药水量要适度

用来泡脚的药物，以水量超过药材平面 2 ~ 3 厘米，最后煎取的药汁在 1500 毫升左右为宜。

◎ 下药前后有讲究

龙骨、石决明、牡蛎、龟甲、鳖甲、石膏等药材需要长时间煎煮才能析出有效成分。附子、川乌、草乌等药物有一定的毒性，煎煮时间长一些能减少毒性，因此要先下。薄荷、砂仁、木香等芳香药材应在最后的 5 分钟再下，以保存药物的芳香气味；大黄、番泻叶、钩藤等药物，后下能减少其有效成分的挥发。白矾、芒硝等属于可溶性矿物药材，后下溶化即可。旋覆花、车前子、灶心土、蒲黄、辛夷等药物黏性大，需要用纱布包煎，以避免药汁浑浊或糊底。琥珀、三七、沉香、猪苓等，为了煎煮方便，通常磨成粉状。

◎ 中药浸泡的时间要适当

一般来说，将中药浸泡 20 ~ 30 分钟即可。当然，也要具体情况具体分析，如种子、果实、根茎等药材浸泡的时间应适当长一些，花草、枝叶等药材浸泡的时间要缩短；夏秋时药物浸泡时间要缩短，冬春则要适当延长。另外，有些药物亲水效果一般，浸泡时需要添加白酒或白醋。

◎ 控制好煎煮的火候和时间

通常煎药都是大火煮沸，然后转小火煎煮，以促使药物有效成分充分析出。如果没有特别要求，一般转小火后煎 15 ~ 20 分钟，如果是二煎则水沸后再煎 10 ~ 15 分钟。

◎ 煎煮的次数有讲究

一般 1 剂中药最少煎煮 2 次，有的需要煎煮 3 次。实际上，即使药物经过 2 ~ 3 次的煎煮，药渣中仍有不少有效成分，此时可以再次进行煎煮，然后将前后几次煎煮所得的药汁混合再泡脚，效果是相当不错的。

第七节　泡脚后的注意事项

泡脚虽然简单，但如果不注意细节，不仅起不到养生保健、预防和调养疾病的效果，反而会适得其反，引发不适或疾病。所以，泡脚后一定要注意以下事项。

◎ 泡脚后应保暖

泡脚是一种很好的养生方法，可疏通经络，提高身体免疫力，因而受很多人的欢迎，不少中老年人更是习惯睡前泡脚。

但是，有的人一边泡脚一边看电视，泡脚完毕之后就将双脚搭在泡脚盆的两边，等其自然晾干。其实，很多人不知道，这自然晾干的举动，是引发感冒的"地雷"。俗话说："脚受风，看郎中。"双脚经过热水浸泡，毛细血管扩张，毛孔全部打开，如果不及时擦干，特别容易着凉，引发感冒。

因此，泡脚之后一定要注意足部保暖。保暖方法很简单，就是及时将双脚擦干，然后用双手来回搓脚使皮肤微微发红，再穿上袜子即可。如果是冬天，穿上袜子之后，还应穿上毛绒拖鞋。

◎ 泡脚后涂抹润肤霜，让双脚更水润

如果足部皮肤干燥严重，在擦干双脚之后，还应涂抹润肤霜。泡脚之后，足部的毛细血管扩张，毛孔张开，此时涂抹润肤霜，能促进皮肤对润肤霜的吸收，润足的效果更好。

◎ 泡脚后喝一杯温开水

进行热水泡脚时，身体会微微出汗。因此，在泡脚后最好喝一杯温开水，以补充流失的水分，同时还能促进新陈代谢，帮助排毒。一般情况下，泡脚后最好能饮用 300 毫升左右的温开水。当然，心脏病、水肿、肾病者的饮水量则需要适当减少些。如果家里有菊花和枸杞子，可以冲泡饮用，可清肝明目、安神助眠。

◎ 泡脚后擦试汗液

泡脚的时候，由于水温的刺激，身体血液循环加快，容易出汗。如果不及时擦干，汗水会慢慢蒸发。身体会因为汗液的蒸发而散失热量，如果遇冷的刺激，很容易引发感冒。

因此，泡脚完毕之后，千万不要偷懒，即使是轻微的出汗，也要用干毛巾擦擦汗。

◎ 老年人泡脚后不应立即起身

如果是老年人，泡脚之后最好在沙发上平躺或半躺 3 ～ 5 分钟，但不要睡觉。因为泡脚的时候，热水刺激足部的毛细血管，使得全身的血液都往下半身加速循环。

如果泡脚之后突然起身，老年人血液循环功能较弱，血液不能及时"增援"到上半身，很容易造成体位性眩晕。

因此，老年人泡脚之后宜先平躺或半躺片刻，以利于血液回流心脏和大脑，预防低血压和眩晕的发生。

◎ 泡脚后不宜马上吃饭

泡脚的时候，热水的刺激使流向下肢的血液增加，从而影响胃的供血，使胃肠的消化功能受到影响。因此，泡脚后 1 个小时内不宜吃饭，以免引起营养吸收和消化不良。

常见疾病的泡脚良方

第一节　内科常见疾病的泡脚良方

一、感冒

感冒是一种上呼吸道感染，是指自鼻腔至喉部之间的感染，是最常见的感染性疾病。本病一年四季均可发病，以春、冬季节更为多见。轻者称为"伤风"，重者称为"时行感冒""时气病"。临床上以鼻塞、流涕、喷嚏、咽干、头痛、咳嗽，伴有发热为主要表现。

感冒或者流行性感冒在中医来看，都属于"外感"范畴，就是说外来的因素，不管是风、寒、暑、湿、燥、火，亦或瘟疫造成人体生病的，都可以用中药来治疗。

临床表现

中医将感冒分为风寒型感冒、风热型感冒、暑湿型感冒和时行感冒（流行性感冒）4 种类型。

（1）风寒型感冒：恶寒重，发热轻或不发热，无汗，鼻痒喷嚏，鼻塞声重，咳嗽，咳痰白或者清稀，流清涕，肢体酸楚疼痛，苔薄白，脉浮紧。

（2）风热型感冒：微恶风寒，发热重，有汗，鼻塞，流黄浊涕，咳痰稠或黄，咽喉红肿疼痛，口渴，苔薄黄，脉浮数有力。

（3）暑湿型感冒：身热不扬，头身困重，头痛如裹，胸闷纳呆，汗出不解，心烦口渴，舌苔白腻而厚，或者微微发黄，脉象浮滑有力。

（4）时行感冒：患者的症状与风热感冒的症状相似。但时行感冒患者较风热感冒患者的症状重。患者可表现为突然畏寒、高热、头痛、怕冷、寒战、头痛剧烈、全身酸痛、疲乏无力、鼻塞、流涕、干咳、胸痛、恶心、食欲不振，婴幼儿或老年人可能并发肺炎或心力衰竭等症状。

泡脚良方

◎ 麻黄桂枝方

【药物组成】麻黄 15 克，桂枝 15 克，紫苏叶 15 克，生姜 10 克，甘草 10 克。

【制　　法】上药水煎取汁泡脚。

【用　　法】每次 15 ~ 20 分钟，每日 2 ~ 3 次，1 日 1 剂。

【功效主治】发汗解表。适用于风寒型感冒。

◎ 葱白老姜方

【药物组成】葱白 15 克，老姜 15 克（切片），茶叶 9 克。

【制　　法】上药加水 1000 毫升，水煎取汁泡脚。

【用　　法】每次 15 ~ 20 分钟，每日 2 ~ 3 次，1 日 1 剂。

【功效主治】发汗解表。适用于风寒型感冒初期。

◎ 大葱生姜方

【药物组成】大葱、生姜各适量。

【制　　法】上药水煎取汁泡脚。

【用　　法】每次 15 ~ 20 分钟，每日 2 ~ 3 次，1 日 1 剂。

【功效主治】发汗解表。适用于风寒型感冒。

◎ 陈皮葱白方

【药物组成】陈皮 50 克，葱白 25 克。

【制　　法】将陈皮切丝，葱白切碎，入锅中，加水适量，先浸泡 5 ~ 10 分钟，再煎煮 30 分钟，去渣取汁，倒入盆中。

【用　　法】先熏蒸，待药温降至 40℃左右时，再浸泡双脚 30 分钟，每日 1 剂，每天 2 次，连用 3 ～ 5 剂。

【功效主治】理气散寒。适用于风寒型感冒。

◎ 紫苏叶方

【药物组成】紫苏叶 60 克，或大叶桉叶 2500 克。

【制　　法】上药加水适量连煮 3 次，去渣取汁，混匀泡脚。

【用　　法】每日 1 剂，每次 20 分钟，1 日 1 ～ 2 次。

【功效主治】疏风散寒。适用于风寒型感冒咳嗽，下肢作冷。

◎ 贯众方

【药物组成】贯众叶 100 克，荆芥 30 克，紫苏叶 30 克，防风 30 克，薄荷 20 克。

【制　　法】上药水煎取汁泡脚。

【用　　法】每次 15 ～ 20 分钟，每日 2 ～ 3 次，1 日 1 剂。

【功效主治】发汗解表。适用于风寒型感冒。

◎ 银翘方

【药物组成】金银花 50 克，连翘 50 克，桔梗 30 克，薄荷 30 克，淡豆豉 20 克，牛蒡子 20 克，甘草 10 克。

【制　　法】上药水煎取汁泡脚。

【用　　法】每次 15 ～ 20 分钟，每日 2 ～ 3 次，1 日 1 剂。

【功效主治】辛凉解表，清热解毒。适用于风热型和时行感冒。

◎ 香薷散方

【药物组成】香薷、厚朴、羌活、苍术、生姜、白矾、紫苏叶各等量。

【制　　法】上药共研细末，每次取 10 ～ 30 克置温水中。

【用　　法】泡脚，泡后取药粉加适量米醋调为糊状敷双脚心涌泉穴。每日 2 ～ 3 次，1 日 1 剂。

【功效主治】祛暑解表。适用于暑湿型感冒。

◎ 贯众防风方

【药物组成】贯众叶 30 克，防风 30 克。

【制　　法】上药水煎取汁泡脚。

【用　　法】每次 15 ~ 20 分钟，每日 2 ~ 3 次，1 日 1 剂。

【功效主治】发汗解表，祛风止痛。适用于预防和治疗各型感冒。

❤ 温馨提示

（1）流行性病毒感冒主要是由病毒引起的，因此，平时要养成良好的卫生习惯，经常晾晒被褥，保持居室内空气流通。

（2）在感冒流行季节应每日或隔日消毒1次，连续3次。可用食醋按照1:10的比例与水混合，置于金属锅内，开盖加热熏蒸，熏蒸时关闭门窗。

（3）患病期间注意休息，保证充足睡眠，少食油腻食物，多喝水，吃清淡食物。

（4）治疗期间，避风寒、调情志，防止复感外邪。

（5）注意天气变化，随季节增减衣服，注意保暖；加强体育锻炼。

二、咳嗽

咳嗽是机体对抗侵入气道病邪的保护性反应。中医学认为，"咳"指肺气上逆，有声无痰；"嗽"指咳吐痰液，有痰无声，一般多声痰并见，故并称咳嗽。

中医学认为，咳嗽多为外邪侵袭，肺气失宣所为，也可由于脏腑功能失调，累及肺脏，肺气失肃降而发生。咳嗽是呼吸系统疾病的主要症状之一，有急性、慢性之分。前者为外感咳嗽，一般起病多较急、病程较短，由外邪侵袭引起；后者为内伤咳嗽，一般起病较慢，为脏腑功能失调所致。

临床表现

（1）**外感咳嗽：** 属风寒者，咳嗽声重，痰多稀薄，鼻塞流清涕，气急，胸闷，舌淡苔白，脉浮紧；风热犯肺者，咳声洪亮，痰黏色黄，气粗，口渴咽痛，或有头痛，身热汗出，恶风，舌苔薄黄，舌边尖红，脉浮数或浮滑；燥热而咳者，干咳无痰，或痰少不易咯出，鼻干、胸痛或痰中带血，便干、溲少，舌尖红，苔薄黄而干，或薄白，脉数或细数。

（2）**内伤咳嗽：** 属痰热而咳者，痰多，痰黄而浓或如脓带臭，咳而牵引胸背作痛，甚则气粗鼻扇，痰中带血，舌质红苔黄，脉滑数；属寒痰而咳者，咳嗽喘急，痰多清稀，或呈泡沫状，易咯出，或有恶寒发热，口淡不渴，小便清长，舌苔薄白或白腻，脉浮数；属气虚而咳者，咳而无力，痰少清稀、气喘，动则加重，畏寒易汗，语音低微，易感冒，舌质正常或稍淡，脉缓无力或细数；阴虚而咳者，痰少而黏，咳吐不利，烦躁，气短，胸胁刺痛，或痰中带血，有时大量咯血，或无痰，舌红或无苔，脉细数。

泡脚良方

◎ 萝卜葱白方

【**药物组成**】萝卜1个，葱白6根，生姜15克。

【**制　　法**】将萝卜切成小片，用水3碗先将萝卜煮熟，再放葱白、生姜，煮剩1碗汤。澄出药液，与1000毫升开水同入脚盆中。

【**用　　法**】先熏蒸，待水温适宜时浸泡双脚。每日1剂，每天2次，每次30分钟。

【**功效主治**】宣肺解表，化痰止咳。适用于外感风寒咳嗽、痰多泡沫，伴畏寒、身倦酸痛等。

◎ 半夏细辛方

【药物组成】姜半夏30克，麻黄30克，细辛20克，冰片2克。

【制　　法】将前3味药入锅加水适量，煎煮20分钟，去渣取汁，与2000毫升开水同入脚盆中，再加入碾碎的冰片粉，搅匀即成。

【用　　法】先熏蒸，后温洗双脚，每天熏泡2次，每次30分钟，每日1剂。5天为1个疗程。

【功效主治】疏风散寒，化痰止咳。适用于外感风寒咳嗽。

◎ 胡椒杏仁方

【药物组成】胡椒30克，苦杏仁30克，百部30克，桔梗20克。

【制　　法】将上4药入锅中，加水适量，煎煮20分钟，去渣取汁，与3000毫升开水同入泡脚桶中。

【用　　法】先熏蒸，待药温降至40℃左右时泡洗双脚，每天1次，每次40分钟，每日1剂，5天为1个疗程。

【功效主治】疏风散寒，化痰止咳。适用于外感风寒咳嗽。

◎ 桑叶连翘方

【药物组成】鲜桑叶500克，连翘50克，菊花50克，牛蒡子50克，前胡40克。

【制　　法】将上药加水适量，煎煮20分钟，去渣取汁，与2000毫升开水同入盆中。

【用　　法】先熏蒸，后泡洗双脚，每天熏泡1次，每次40分钟，每日1剂，5天为1个疗程。

【功效主治】疏风清热，化痰止咳。适用于外感风热咳嗽。

◎ 荞麦桔梗方

【药物组成】金荞麦60克，桔梗25克，薄荷25克。

【制　　法】将上药入锅加水2000毫升，煎煮20分钟，去渣取汁。

【用　　法】倒入脚盆中，先熏蒸，后泡洗双脚，每天熏泡1次，每次 40 分钟。每日 1 剂，5 天为 1 个疗程。

【功效主治】疏风清热，化痰止咳。适用于外感风热咳嗽。

◎ 苏辛麻桂方

【药物组成】紫苏叶 15 克，细辛 15 克，麻黄 15 克，桂枝 15 克。

【制　　法】将诸药放入药罐中，加清水适量浸泡 10 分钟后，水煎取汁，放入浴盆中，待温时泡脚。

【用　　法】每次 30 分钟，每天 2～3 次，每天 1 剂，5 天为 1 个疗程。

【功效主治】疏风散寒，止咳化痰。适用于内伤寒痰咳嗽。

◎ 鱼腥草杏仁方

【药物组成】鱼腥草 50 克，杏仁 25 克。

【制　　法】将上药加水适量，煎煮 20 分钟，去渣取汁，与 2000 毫升开水同入泡脚盆中。

【用　　法】先熏足，后温洗双脚，每天熏泡 1 次，每次 30 分钟。每日 1 剂，6 天为 1 个疗程。

【功效主治】疏风清热，化痰止咳。适用于内伤痰热咳嗽。

◎ 陈皮茯苓方

【药物组成】陈皮 20 克，法半夏 20 克，茯苓 20 克，白芥子 10 克，紫苏子 10 克。

【制　　法】将诸药加清水适量浸泡 10 分钟后，水煎取汁，与 1500 毫升开水同入盆中，待温度适宜时泡脚。

【用　　法】每次 30 分钟，每天 2 次，每日 1 剂，连续 5 天为 1 个疗程。

【功效主治】理气健脾，止咳化痰。适用于内伤痰热咳嗽。

◎ 艾叶方

【药物组成】艾叶 50 克。

【制　　法】将艾叶洗净后放入2000毫升开水中煎煮20分钟，去渣。

【用　　法】将汤液倒入脚盆里，先熏双脚15分钟，水温降低后，双脚浸泡其中30分钟，每晚浸泡1次，每日1剂，连续7次。

【功效主治】温经止血，散寒止痛。适用于内伤阴虚咳嗽。

♥ 温馨提示

（1）注重休息，多呼吸新鲜空气，可加快痊愈速度。

（2）饮食宜清谈，以新鲜蔬菜为主，适当吃豆制品。食物以蒸煮为主。水果可食梨、苹果、柑橘等，量不宜多。多喝水，可补充身体消耗的水分。

（3）忌冷、酸、辣食物。冷冻、辛辣食品会刺激咽喉部，使咳嗽加重。"过敏性咳嗽"的患者更不宜喝碳酸饮料。戒烟酒。

（4）加强体育锻炼，增强体质，保持身体温暖，避免身体再感风寒。

三、头痛

头痛是多种疾病的常见自觉症状，临床上较为常见，其病因病机极其复杂，如外感发热、五官科疾患、颈椎病、焦虑、高血压等，皆可引起头痛。由颅内、外组织发生病理性变化引起的头痛，称器质性头痛。器质性头痛疼痛严重时将导致呕吐、复视、大小便失禁、视力减退，甚至神志不清等症状。另外，屈光不正、青光眼、副鼻窦炎等引起的头痛也属器质性头痛。没有病理变化基础的头痛，称为非器质性头痛，如官能性头痛。官能性头痛无固定部位，常伴有失眠、记忆力减退、遗精等神经衰弱症状。

中医学认为，头痛的病因多因外感（六淫）和内伤（七情）所致。

临床表现

（1）外感头痛： 以突然发作、其痛如劈、痛无休止为特征，其痛多以掣痛、跳痛、灼痛、胀痛或重痛为主。外感头痛，以风邪为多，有风寒头痛、风热头痛、风湿头痛之分。急性头痛，多为外感。

（2）内伤头痛： 以缓慢而病，痛势绵绵，时痛时止，长久不愈为特征，其痛多以空痛、隐痛、昏痛，遇劳或情志刺激而发作与加重为主。内伤头痛，多因七情内伤、脏腑失调、气血不足所致，故又有肝火头痛、血瘀头痛、血虚头痛、气虚头痛、阴虚头痛、阳虚头痛和痰浊头痛之分。慢性头痛，多为内伤。

泡脚良方

◎ 羌活防风方

【药物组成】 羌活 50 克，防风 30 克，川芎 40 克，藁本 40 克，白芷 40 克。

【制　　法】 将以上 5 味药入锅加水适量，煎煮 20 分钟，去渣取汁，与 3000 毫升开水同入泡脚盆中。

【用　　法】 先熏蒸，后泡洗双脚，每晚熏泡 1 次，每次 30 分钟。每日 1 剂，4 天为 1 个疗程。

【功效主治】 祛风散寒止痛。适用于外感头痛之风寒头痛。

◎ 桑叶菊花方

【药物组成】 冬桑叶 40 克，黄菊花 20 克，黑山栀 15 克，薄荷 15 克，独活 8 克，天麻 8 克。

【制　　法】 上药加水 2000 毫升煮沸 5 分钟。

【用　　法】 待温度适宜时取药液洗脚，反复擦洗。每天早、晚各 1 次，每日 1 剂。

【功效主治】 祛风，泄热，止痛。适用于外感头痛之风热头痛，伴有发热、面红目赤、口渴欲饮、便干等。

◎ 羌活胜湿方

【药物组成】羌活 30 克，独活 30 克，防风 30 克，藁本 30 克，川芎 30 克，蔓荆子 30 克。

【制　　法】上药加水 2000 毫升煮沸 20 分钟。

【用　　法】待温度适宜时取药液洗脚，每日 1 剂，每次 30 分钟，每天早、晚各 1 次。

【功效主治】祛风胜湿止痛。适用于外感头痛之风湿头痛。

◎ 天麻钩藤方（一）

【药物组成】天麻 20 克，钩藤 30 克，菊花 30 克，桑叶 30 克，夏枯草 30 克。

【制　　法】将诸药择净，同放锅中，加清水适量，浸泡 5 ~ 10 分钟后，水煎取汁，放入浴盆中。

【用　　法】待温时泡脚，每天 2 次，每次 20 ~ 30 分钟，每天 1 剂，连续 3 ~ 5 天。若泡脚后再配合按摩双脚心涌泉穴各 100 次，疗效更佳。

【功效主治】清热平肝潜阳。适用于内伤头痛之肝阳上亢所致的肝火头痛。

◎ 桃红龙蝎方

【药物组成】桃仁 25 克，红花 25 克，地龙 25 克，全蝎 10 克，白芷 10 克。

【制　　法】将上药加水 1500 毫升煎汤，去渣取药液，倒入脚盆中。

【用　　法】先蒸后泡双脚，每日 1 剂，每天 2 次，每次 30 分钟。

【功效主治】活血化瘀。适用于内伤头痛之血瘀头痛。

◎ 枸杞叶天麻方

【药物组成】枸杞叶 150 克，菊花 30 克，天麻 25 克，钩藤 25 克。

【制　　法】将上药入锅加水适量，煎煮 20 分钟，去渣取汁，与 3000 毫升开水同入洗脚盆中。

【用　　法】先熏蒸后泡洗双脚，每日 1 剂，每晚熏泡 1 次，每次 30 分钟。5 天为 1 个疗程。

【功效主治】滋养肝肾，平肝止痛。适用于内伤头痛之阴虚型头痛。

◎ 四物汤方加减

【药物组成】当归 30 克，赤芍 30 克，川芎 30 克，菊花 25 克，蔓荆子 25 克。

【制　　法】将上药入锅加水适量，煎煮 20 分钟，去渣取汁，与 3000 毫升开水同入洗脚盆中。

【用　　法】待温度适宜时取药液洗脚，每日 1 剂，每次 30 分钟，每天早、晚各 1 次。

【功效主治】补益气血止痛。适用于内伤头痛之气虚头痛。

♥ 温馨提示

（1）饮食宜清淡，多食水果、蔬菜。忌食烟、酒、咖啡、巧克力、辛辣等热性、油腻、兴奋性食品。

（2）起居有常，情绪适度。日常生活或工作环境要安静，室内光线要柔和。

（3）增强体质，适当参加体育锻炼，如慢跑、打太极拳等，可减轻头痛的发生和发展。

（4）对一些病因明确疾病引起的头痛，应先控制病情以缓解疼痛。突然出现剧痛，兼有手足冰冷、呕吐，常常是脑血管意外的先兆表现，应马上去医院就诊检查。

四、哮喘

哮喘是支气管哮喘的简称,俗称"气喘",是一种反复发作的过敏反应性疾病,是由于气管和支气管对各种刺激物的刺激不能适应,而引起的支气管平滑肌痉挛、黏膜肿胀、分泌物增加,从而导致支气管管腔狭窄。其特点为间歇性、发作性、呼气性呼吸困难、咳嗽、哮鸣。

哮喘分为外源性哮喘和内源性哮喘两种。外源性哮喘常因过敏性体质吸入过敏源,如药粉、灰尘等,引起支气管平滑肌痉挛、收缩,黏膜充血、水肿、分泌增加,广泛性小气管狭窄,引起哮喘发作;内源性哮喘常由于呼吸道感染,寒冷空气,刺激性气体,生物、物理、化学或精神刺激等因素所诱发。

哮喘就性质而言有寒热之分,寒痰多由外感寒邪,失于表散,深入肺经,气滞痰生,或食生冷,寒饮内停,素体阳虚,气不化津,痰浊凝结,内伏于肺,复遇寒一触即发;热痰形成多由饮食肥甘、辛辣太过,蕴热内盛,烁津成痰,肺有火则不请,痰热气阻而益聚,外感寒邪,气郁痰壅,哮喘即发,亦有操劳过度而引发的。

中医学认为,"哮喘"的发生是内有伏饮,继感外邪,内外合邪,痰气交阻,肺气失于宣降而发病。

临床表现

(1)**寒性哮喘**:可见咳喘哮鸣,咳痰清稀色白,遇寒冷而发作,形寒肢冷,胸膈满闷如塞,口不渴或口渴喜热饮,喉痒或鼻痒,或鼻流清涕如水样,喉中痰鸣如水鸡声,面色苍白或灰白,舌淡苔薄或白腻,脉浮紧。

(2)**热性哮喘**:可见哮喘气促息急,喉中痰鸣如吼,咳痰黄稠,排吐不利,胸中烦热,口渴喜冷饮,汗出不恶寒,面赤、口苦,舌红苔黄或腻,脉滑数。

泡脚良方

◎ 桂枝生姜方

【药物组成】桂枝 30 克，生姜 30 克，紫苏子 20 克，麻黄 20 克，细辛 15 克。

【制　法】将上药入锅加水适量，煎煮 20 分钟，去渣取汁，与 2000 毫升开水同入盆中。

【用　法】先熏蒸，后温洗双脚，每日 1 剂，每天熏泡 1 次，每次 30 分钟，10 天为 1 个疗程。

【功效主治】温肺散寒，止咳定喘。适用于寒性哮喘。

◎ 三子养亲方

【药物组成】紫苏子 30 克，白芥子 20 克，炒莱菔子 10 克，半夏 15 克，陈皮 20 克，茯苓 10 克，甘草 15 克。

【制　法】将上药加清水 1500 毫升，煎数沸后，取药液倒入盆中。

【用　法】先熏蒸，待药温适宜时浸泡双脚，每日 1 剂，每天 2 次，每次 30 分钟，10 天为 1 个疗程。

【功效主治】燥湿化痰，降逆平喘。适用于哮喘。

◎ 三皮方

【药物组成】陈皮 100 克，大腹皮 100 克，茯苓皮 100 克。

【制　法】将上药加清水适量浸泡 10 分钟后，水煎取汁，倒入脚盆中。

【用　法】待温时泡脚，每日 1 剂，每次 30 分钟，每天 3 次，7 天为 1 个疗程。

【功效主治】化痰除湿。适用于哮喘。

◎ 萝卜橘皮方

【药物组成】白萝卜 50 克，全紫苏 100 克，鲜橘皮 100 克。

【制　　法】将萝卜洗净、切片，与另两味同放锅中，加清水适量，浸泡10分钟后，水煎取汁，倒入脚盆中。

【用　　法】待温时泡脚，每日1剂，每天2次，每次30分钟，5天为1个疗程。

【功效主治】下气平喘。适用于哮喘。

♥ 温馨提示

（1）对过敏引起的哮喘，应防止与过敏源接触。

（2）加强对慢性病的预防和治疗。

（3）少食辛辣肥甘食品，不食生冷食物，戒烟酒，断绝痰热之源。

（4）劳逸结合，患者应根据自身状态做适当运动，以增强体质。

（5）冬天应注意防寒，治疗期间如感风寒则效果差，疗程会延长。

五、慢性支气管炎

慢性支气管炎简称"慢支"，是常见病、多发病，多见于呼吸系统功能较弱者，是由急性支气管炎未及时治疗，而迁延来的气管、支气管黏膜及其周围组织的慢性非特异性病症。常可并发肺气肿、肺源性心脏病等，因此需要积极治疗。

中医学认为，风寒、风热、燥火、七情伤感、脾虚不运、湿痰浸肺、阴虚火灼、肺失宣降、气逆于上而致咳喘咳痰，形成慢性支气管炎。

临床表现

慢性支气管炎的主要症状是长期咳嗽、咳痰、气喘。咳嗽呈长期、反复发作，并逐渐加重。轻的仅轻微咳嗽，有少量黏痰，多在秋冬气候骤变或急性上呼吸道感染时发作。反复感染则咳嗽越来越重，痰液增多。咳痰以早晨和夜间最重，咳痰是慢性支气管炎的主要症状之一，痰量多少不一，一般为白色泡沫状或黏液痰，伴急性感染时变成脓性痰，痰量也加多。咳嗽剧烈时痰中带血丝。气喘也是慢性支气管炎患者经常出现的症状，特别是伴有支气管狭窄和支气管痉挛时更易出现，常伴有哮鸣。

泡脚良方

◎ 平地木瓜蒌方

【药物组成】平地木 25 克，蒸百部 10 克，全瓜蒌 10 克，桃仁 10 克，绞股蓝 30 克，焦山楂 20 克，炙甘草 10 克。

【制　　法】将上药加水 2000 毫升，煎数沸，取药液倒入脚盆中。

【用　　法】先熏蒸，待温度适宜时泡洗双脚，每日 1 剂，每天 2 次，每次 30 分钟，10 天为 1 个疗程。

【功效主治】理气化痰，止咳平喘，扶正固元。适用于慢性支气管炎。

◎ 木槿方

【药物组成】鲜木槿条 200 克。

【制　　法】将木槿条洗净、切断，水煎 2 次，将滤液合并，与 1500 毫升开水同入脚盆中。

【用　　法】先熏蒸，待温泡洗。每日 1 剂，每天 2 次，每次 30 分钟，10 天为 1 个疗程。

【功效主治】清热止咳，凉血止血，清热燥湿。适用于慢性支气管炎。

◎ 茜草橙皮方

【药物组成】鲜茜草 30 克，橙皮 20 克。

【制　　法】上药加清水适量煎沸 10 分钟，取药液同 1000 毫升开水倒入脚盆中。

【用　　法】先熏蒸，待温度适宜时泡洗双脚，每日1剂，每天2次，每次40分钟，10天为1个疗程。

【功效主治】理气调中，燥湿化痰。适用于慢性支气管炎。

◎ 牵牛子橘皮方

【药物组成】牵牛子50克，橘皮60克，佛耳草60克，白芥子30克。

【制　　法】将以上4味药入锅加水适量，煎煮20分钟，去渣取汁，与2000毫升开水同入脚盆中。

【用　　法】先熏蒸，后泡洗双脚，每日1剂，每天熏泡1次，每次40分钟，5天为1个疗程。

【功效主治】燥湿化痰，祛湿止咳。适用于慢性支气管炎。

◎ 葛红方

【药物组成】葛根30克，红花6克，杏仁（去皮）10克，鱼腥草15克，川贝母10克，百部10克，款冬花10克。

【制　　法】将上药加适量清水泡10分钟，煎数沸后，取药液倒入脚盆中。

【用　　法】先熏蒸，待温度适宜时浸泡双脚。每日1剂，每次30分钟，每天2次，10天为1个疗程。

【功效主治】化痰止咳，解痉活血。适用于慢性支气管炎。

◎ 干姜苏叶方

【药物组成】干紫苏叶90克，干姜10克。

【制　　法】上药用清水1500毫升泡5分钟，煎数沸，取药液入脚盆中。

【用　　法】先熏蒸，待温度适宜时泡洗双脚，每日1剂，每天早晚2次，每次30分钟，10天为1个疗程。第1个疗程后隔3天，再行第2个疗程。

【功效主治】理气和营，温中散寒。适用于慢性支气管炎。

◎ 三仁胡椒汤

【药物组成】桃仁10粒，杏仁4粒，栀子10克，胡椒7粒。

【制　　法】将上述诸药择净研成细末，用纱布包好，放入药罐中，加清水2000毫升浸泡20分钟，煮沸20分钟后去渣取汁。

【用　　法】待温后泡脚，每日早晚各1次，每次30分钟，每日换药1剂，3～5日为1个疗程。

【功效主治】止咳化痰。适用于慢性支气管炎。

♥ 温馨提示

（1）预防感冒，以减少本病的发生。

（2）平时注意保暖，尤其注意下肢及足部的保暖。适当进行体育锻炼，并尽量选择不太激烈的运动项目，以改善呼吸系统的机能，增强机体对寒冷和疾病的抵抗力。

（3）戒烟，忌食生冷辛辣腥发之物。

（4）及时治疗上呼吸道感染，避免吸入有害气体、尘埃。

六、胃下垂

胃下垂是指站立位时胃的下缘触及盆腔，胃小弯弧线最低点降到髂嵴连线以下的疾病。轻度胃下垂者多无症状。下垂明显者可伴有相关的症状，多数患者表现为上腹部不适、隐痛等，常于餐后、站立过久及劳累后症状加重。多因饮食不节、七情内伤、劳倦过度导致形体消瘦，加上脾胃失和、食量减少、身体过分消瘦，而致腹壁肌肉无力，韧带张力低下、松弛。其病理以虚证为主，以女性较为多见。此类患者常伴有肾下垂、子宫下垂及其他内脏下垂。

中医学认为，胃下垂多由脾胃虚弱、中气下陷所导致。

临床表现

胃下垂患者的特征非常明显，往往身体显得单薄，前胸贴后背，手臂细长。多数患者有食欲不振、恶心、嗳气、胃痛（无规律性）、腹胀（进食后更明显，平卧后可减轻）等症状。患者可伴有全身乏力、心慌、腹泻或腹泻与便秘交替出现等症状。

泡脚良方

◎ 人参叶枳实方

【药物组成】人参叶 20 克，柴胡 20 克，枳实 30 克，白术 15 克。

【制　　法】将以上 4 味药同入锅中，加水适量，煎煮 40 分钟，去渣取汁，与 3000 毫升开水同入泡脚桶中。

【用　　法】先熏蒸，后泡脚。每日 1 剂，每晚 1 次，每次 30 分钟。

【功效主治】和中益气，升阳强胃。适用于中气下陷型胃下垂。

◎ 黄芪党参方（一）

【药物组成】炙黄芪 30 克，党参 20 克，升麻 15 克，川芎 10 克。

【制　　法】将以上 4 味药同入锅中，加水适量，煎煮 40 分钟，去渣取汁，与 3000 毫升开水同入泡脚桶中。

【用　　法】先熏蒸，后泡脚。每日 1 剂，每晚 1 次，每次 30 分钟。

【功效主治】补中益气，升阳固脱。适用于中气下陷型胃下垂。

◎ 白术生姜方

【药物组成】白术 30 克，桂圆壳 30 克，生姜 50 克，升麻 15 克。

【制　　法】将以上 4 味药同入锅中，加水适量，煎煮 40 分钟，去渣取汁，与 3000 毫升开水同入泡脚桶中。

【用　　法】先熏蒸，后泡脚。每日 1 剂，每晚 1 次，每次 30 分钟。

【功效主治】益气温中，健脾升提。适用于脾胃虚弱型胃下垂。

◎ 黄芪桂枝方（一）

【药物组成】 炙黄芪 30 克，干姜 30 克，桂枝 20 克，葛根 15 克。

【制　　法】 将以上 4 味药同入锅中，加水适量，煎煮 40 分钟，去渣取汁，与 3000 毫升开水同入泡脚桶中。

【用　　法】 先熏蒸，后泡脚。每日 1 剂，每晚 1 次，每次 30 分钟。

【功效主治】 温中散寒，解表健脾。适用于脾胃虚弱型胃下垂。

♥ 温馨提示

（1）自我按摩能够增强体质，预防胃下垂的发生及治疗轻度胃下垂；重度胃下垂经长期自我按摩，亦能收到满意效果。

（2）要持之以恒，坚持不懈地加强腹肌锻炼，纠正不良体位。每天早晚各做 10～20 次的深呼吸或仰卧起坐，是加强腹肌、改善胃下垂简便有效的方法。必要时用胃托进行辅助治疗。

（3）加强营养，但不要暴饮暴食，宜少食多餐，少吃有刺激性、难于消化的食物，并尽可能少喝汤水。

（4）舒畅情志，防止大怒、忧思、过度疲劳和胃部受凉等。

（5）生活要有规律，饭后可短时间平卧休息。睡眠时以仰卧或右侧卧为佳。

七、胃脘痛

胃脘痛是由外感邪气、内伤饮食情志、脏腑功能失调等导致气机郁滞、胃失所养，以上腹胃脘部近耻骨处疼痛为主症的病证。常见于西医学的急慢性胃炎，胃、十二指肠溃疡，胃神经功能症。也见于胃黏膜脱垂、胃下垂、胰腺炎、胆囊炎及胆石症等病。

中医学认为，胃脘痛的病位在胃，与肝、脾两脏关系密切。本病多为外受寒邪，病邪犯胃，或肝气郁结，横逆犯胃，或脾胃虚弱，中焦虚寒所致。气候寒冷、饮食不节、情志不调是此类疾病的重要诱因。

临床表现

胃脘痛的主要症状是上腹痛，规律性不明显，进食后上腹部不适、打嗝、胀气、恶心、呕吐、腹泻、胸闷等。每种疾病表现的症状不同，若是食道疾病常伴随胸闷、烧心、吐酸水、打嗝等症状；若是胃溃疡则伴随空腹疼痛、打嗝具酸味，甚至吐血等症状。

中医将本病分为以下几种类型。

（1）**寒凝气滞型**：主要表现为患者突发胃痛，疼痛较重、怕冷。热敷上腹部后，疼痛可减轻，患者喜欢热饮，舌苔白。

（2）**饮食积滞型**：主要表现为胃部胀满疼痛，用手按揉后疼痛更甚，食欲减退，大便不畅，舌苔厚腻。

（3）**肝郁气滞型**：临床表现为上腹部胀满、疼痛，并有胸胁疼痛、胸闷、时常叹气。疼痛多于烦恼生气时发作。表现为口干、口苦、吐酸水，舌红、苔黄。

（4）**脾胃虚寒型**：临床主要表现为胃部隐隐作痛，绵绵不断，经热敷、按揉、进食后疼痛可减轻，患者吐清水，饮食量减少，疲劳乏力，手足发冷，腹泻，舌质淡。

泡脚良方

◎ **陈皮生姜方**

【药物组成】陈皮 50 克，生姜 30 克。

【制　　法】将上药加清水 2000 毫升，煎至水剩 1500 毫升时，澄出药液，倒入脚盆中。

【用　　法】先熏蒸，待温度适宜时泡洗双脚，每日 1 剂，每晚临睡前泡洗 1 次，每次 40 分钟，7 天为 1 个疗程。

【功效主治】温中散寒止痛。适用于寒凝气滞型胃脘疼痛。

◎ 桂枝麻黄方

【药物组成】桂枝 20 克，麻黄 15 克，羌活 15 克，独活 15 克，红花 10 克，细辛 10 克，艾叶 10 克。

【制　　法】将诸药加清水适量浸泡 10 分钟后，水煎取汁，倒入脚盆中，兑入温水适量。

【用　　法】将双脚浸入，待水温下降后，再适当兑入热水，边洗边搓，直至水加至踝关节以上，双脚暖和，皮肤发红为止，每晚 1 次，每剂可用 3 天。

【功效主治】温胃止痛，疏风散寒。适用于寒凝气滞型胃脘疼痛。

◎ 当归陈皮方

【药物组成】当归 30 克，陈皮 30 克，红曲 20 克，砂仁 20 克，藿香 10 克，丁香 10 克。

【制　　法】将上药加清水适量，煎数沸，澄出药液，与 1000 毫升开水同入脚盆中。

【用　　法】趁热熏蒸，待温度适宜时泡洗双脚，每日 1 剂，每天 2 次，每次 30 分钟，7 天为 1 个疗程。

【功效主治】健脾和胃，行滞化湿。适用于饮食积滞型胃脘疼痛。

◎ 桂枝花椒方

【药物组成】桂枝 50 克，花椒 20 克，艾叶 60 克。

【制　　法】将上药入锅中，加水适量，煎 20 分钟，去渣取汁，倒入盆中。

【用　　法】先熏蒸，待药温降至 40℃左右时，再浸泡双脚 40 分钟，每天 1 次，每日 1 剂，7 天为 1 个疗程。

【功效主治】温胃散寒止痛。适用于脾胃虚寒型胃脘痛。

◎ 柴胡二皮方

【药物组成】柴胡 15 克，青皮 15 克，陈皮 15 克。

【制　　法】将上述诸药择净，放入药罐中，清水浸泡 20 分钟，加入水 1500 毫升煎汤，煮沸 20 分钟后去渣取汁，倒入泡脚盆中加入适量热水。

【用　　法】待温度适宜后洗泡双脚。每次 30 分钟，每日 2 次，每日 1 剂，连续 5 日为 1 个疗程。

【功效主治】疏肝理气。适用于肝郁气滞型胃脘痛。

◎ 百合二冬方

【药物组成】百合 15 克，天冬 15 克，麦冬 15 克，佛手 15 克。

【制　　法】将上述诸药择净，放入药罐中，清水浸泡 20 分钟，加入水 1500 毫升煎汤，煮沸 20 分钟后去渣取汁，倒入泡脚盆中加入适量热水。

【用　　法】待温度适宜后洗泡双脚。每次 30 分钟，每日 2 次，每日 1 剂，连续 5 日为 1 个疗程。

【功效主治】养阴益胃。适用于脾胃虚寒型胃脘痛。

♥ 温馨提示

（1）饮食应有规律，平时的饮食应供给富含维生素的食物，以利于对胃黏膜的保护和提高其防御能力，并促进局部病变的修复。少食多餐，忌食辛辣刺激性食物，戒烟限酒。

（2）不用或慎用对胃黏膜有刺激性的药物，如需服用，可选择在饭间或饭后服用。

（3）保持心情舒畅，避免精神过度紧张和过度疲劳，合理安排工作和休息。

八、呕吐

呕吐是急性疾病，是由于胃失和降、气逆于上等多方面的原因引发的，常见的有肠胃炎或者急性肠胃炎引起的呕吐、食物中毒引起的呕吐、育龄妇女妊娠反应引起的呕吐、感冒发热引起的呕吐。古人谓有物有声为呕，有物无声为吐，无物有声为干呕。呕吐的病理反应是因受外部的刺激，中枢神经反应到胃部，使食物从食道溢出，又称反胃。其实呕吐也是人体的一种生理性的保护反应，呕吐包括恶心、干呕、呕吐三个阶段，以消化道疾病引起的呕吐最为常见。

中医学认为，呕吐主要是由胃失和降、气逆于上所致，并有实证与虚证之分。实证多为外邪、饮食所伤而致，虚证多为脾胃功能减退所致。而两者又相互夹杂，实中有虚，虚中有实，故临床多运用扶正祛邪的方法以期达到治疗目的。

临床表现

（1）实证呕吐：呕吐食物，吐出有力，突然发生，起病较急，常伴有恶寒发热，胸脘满闷，不思饮食，舌苔白，脉濡缓。

（2）虚证呕吐：饮食稍有不慎，或稍有劳倦，即易呕吐，时作时止，胃纳不佳，脘腹痞闷，口淡不渴，面白少华，倦怠乏力，舌质淡，苔薄白，脉濡弱。

泡脚良方

◎ 苏叶半夏方

【药物组成】紫苏叶 20 克，防风 15 克，姜半夏 30 克。

【制　　法】将以上 3 味中药入锅，加水适量，煎煮 30 分钟，去渣取汁，与 3000 毫升开水同入泡脚桶中。

【用　　法】先熏蒸，后泡双脚。每晚 1 次，每次 30 分钟。每日 1 剂，3 天为 1 个疗程。

【功效主治】发散风寒，和胃止吐。适用于实证呕吐。

◎ 藿香佩兰方

【药物组成】藿香 20 克，佩兰 15 克，竹茹 30 克。

【制　　法】将以上 3 味中药入锅，加水适量，煎煮 30 分钟，去渣取汁，与 3000 毫升开水同入泡脚桶中。

【用　　法】先熏蒸，后泡双脚。每晚 1 次，每次 30 分钟。每日 1 剂，3 天为 1 个疗程。

【功效主治】清暑化湿，和胃止吐。适用于实证呕吐。

◎ 莱菔子山楂方

【药物组成】莱菔子 30 克，橘皮 30 克，生山楂 20 克。

【制　　法】将以上 3 味中药入锅，加水适量，煎煮 30 分钟，去渣取汁，与 3000 毫升开水同入泡脚桶中。

【用　　法】先熏蒸，后泡双脚。每晚 1 次，每次 30 分钟。每日 1 剂，3 天为 1 个疗程。

【功效主治】消食导滞，和胃止吐。适用于虚证呕吐。

◎ 沙参竹茹方

【药物组成】北沙参 20 克，竹茹 30 克，橘皮 50 克。

【制　　法】将以上 3 味中药入锅，加水适量，煎煮 30 分钟，去渣取汁，与 3000 毫升开水同入泡脚桶中。

【用　　法】先熏蒸，后泡双脚。每晚 1 次，每次 30 分钟。每日 1 剂，3 天为 1 个疗程。

【功效主治】滋养胃阴，和胃止吐。适用于虚证呕吐。

◎ 干姜黄连附子方

【药物组成】干姜 20 克，川黄连 20 克，胡椒 20 克，生姜 20 克，吴茱萸 20 克，附子 30 克。

【制　　法】上药开水煎 20～25 分钟，取药液 3000 毫升，兑水至药液温度为 40℃左右。

【用　法】沐浴胸腹部，冷者加温再洗，并浸泡双脚，每日 1 ～ 2 次，每次 30 ～ 60 分钟，每日 1 剂。

【功效主治】温胃止呕，散寒解毒。适用于虚证呕吐、脘腹冷痛、宿食不消、反胃。

> ♥ 温馨提示
>
> （1）足部疗法对本症有较好的止吐效果，但对颅脑疾病、胃癌等肿瘤所致呕吐者，应及时采取专科求治。呕吐严重者，若水、电解质紊乱，应及时补液。
>
> （2）呕吐停止后宜进食易消化的食物，少食多餐。患者平时应注意饮食适度，切勿暴饮暴食，避免厚味生冷及酸辣食物。

九、呃逆

呃逆俗称打嗝儿，西医学称之为膈肌痉挛。呃逆大多表现为突然气道上冲，喉间发出呃声，声短而频频发作，难以自行制止。引起呃逆的原因很多，吃饭过快、进食过冷或过热的食物、进食过饱、吸入冷空气、过度紧张兴奋、情绪激动、突然受惊均可引起呃逆。呃逆也可由多种疾病导致，如胃炎等消化道疾病，脑血栓形成等脑部疾病，肺部、胸部、膈肌病变以及药物过敏等疾病均可引起呃逆。偶然发生的呃逆一般不需要治疗，大多会自行消失。对于原发疾病引起的呃逆，在积极治疗原发疾病的同时，可采用足部药浴进行辅助治疗。

中医把呃逆分为胃中寒冷、胃气上逆、气逆痰阻、脾胃阳虚、胃阴不足等几种类型。

临床表现

呃逆临床表现为气从胃中上逆，喉间频频作声，声音急而短促。

泡脚良方

◎ **石膏知母方**

【药物组成】生石膏 60 克，知母 10 克，竹茹 30 克。

【制　　法】将生石膏打碎后与知母、竹茹同入锅中，加水适量，煎煮 30 分钟，去渣取汁，与 3000 毫升开水同入泡脚桶中。

【用　　法】待水温降至 30 ~ 40℃时浸泡双脚。每晚 1 次，每次 30 分钟。每日 1 剂，3 天为 1 个疗程。

【功效主治】清胃泻火，降气止呃。适用于胃气上逆型呃逆。

◎ **双姜方**

【药物组成】鲜生姜 20 克，高良姜 15 克，橘皮 30 克。

【制　　法】将鲜生姜、高良姜洗净后连皮切片，橘皮洗净后切丝，同入锅，加水适量，煎煮 30 分钟，去渣取汁，与 3000 毫升开水同入泡脚桶中。

【用　　法】先熏蒸，后泡脚，呃逆发作时重泡。每次 30 分钟。每日 1 剂，3 天为 1 个疗程。

【功效主治】理气调中，散寒止呃。适用于胃中寒冷型呃逆。

◎ **沙参天冬方**

【药物组成】沙参 15 克，天冬 20 克，麦冬 20 克，竹茹 50 克。

【制　　法】将以上药同入锅中，加水适量，煎煮 30 分钟，去渣取汁，与 3000 毫升开水同入泡脚桶中。

【用　　法】先熏蒸，后泡脚，呃逆发作时重泡。每次 30 分钟。每日 1 剂，3 天为 1 个疗程。

【功效主治】滋养胃阴，降逆止呃。适用于胃阴不足型呃逆。

◎ **黄芪桂枝方（二）**

【药物组成】桂枝 15 克，炙黄芪 20 克，党参 20 克，白术 20 克，干姜 15 克。

【制　　法】将以上药同入锅中，加水适量，煎煮 30 分钟，去渣取汁，与 3000 毫升开水同入泡脚桶中。

【用　　法】先熏蒸，后泡脚，呃逆发作时重泡。每次 30 分钟。每日 1 剂，3 天为 1 个疗程。

【功效主治】补益脾胃，温阳散寒。适用于脾胃阳虚型呃逆。

♥ 温馨提示

（1）吃饭时应细嚼慢咽，且不宜过热，否则易产生呃逆，少食生冷辛辣等食品。

（2）保持情绪安宁，发生呃逆时，可专心做一些其他工作，以分散注意力。

（3）如果持续不停地连续几天打嗝，可能是胃、横膈、心脏、肝脏疾病或者肿瘤的症状，应及时去医院进行仔细的检查和诊治。

十、腹泻

腹泻是指排便次数明显超过平日习惯的频率，粪质稀薄或呈水样，或含未消化食物或脓血、黏液。腹泻常伴有排便急迫感、肛门不适、失禁、体重减轻、营养不良、贫血等症状。可见于急慢性肠炎、肠结核、肠功能紊乱、结肠过敏等病症。

腹泻有两种原因，一是饮食不适所致，可称为外因腹泻；另一种是胃肠功能不正常所致，称为内因腹泻。腹泻分急性和慢性两类。急性腹泻发病急剧，病程在 2 ～ 3 周之内。慢性腹泻指病程在两个月以上或间歇期在 2 ～ 4 周内的复发性腹泻。

中医学认为，本病多由外感寒热湿邪、内伤饮食情志、脏腑失调等形成脾虚湿盛而致。泄泻一般分为暴泻与久泻。暴泻多起病急，变化快，泻下急迫，泻下量多，多为外邪所致；久泻则起病缓，变化慢，泻下势缓，泻出量少，常有反复发作的趋势，常因饮食、情志、劳倦而诱发，多为脏腑功能失调而成。

临床表现

腹泻在临床上表现为每日排便次数增多，常 2 ~ 30 次不等，有急性发生的，也有慢性发作的。

（1）**急性腹泻**：排便次数骤然增多，粪便稀薄呈水样，常伴有腹痛、发热、头痛、食欲不振、呕吐等。病程在两个月之内，多因饮食不当、急性肠道感染、食物中毒、肠变应性病、药物与化学因素引起。

（2）**慢性腹泻**：持续或反复地排便次数增多，粪便稀薄，常伴体重减轻、贫血、纳呆、腹胀等症状。病程在 2 个月以上或间歇期在 2 ~ 4 周内的复发性腹泻，多由于肠道运动功能亢进、肠道消化与吸收功能障碍、肠道慢性炎症、肠道肿瘤引起。

泡脚良方

◎ 白头翁葛根方

【药物组成】白头翁 30 克，葛根 20 克，马齿苋 30 克，大蒜头 50 克。

【制　　法】将上药入锅中，加水适量，煎 40 分钟，去渣取汁，倒入盆中。

【用　　法】先熏蒸，待药温降至 40℃左右时，再浸泡双脚 30 分钟，每天 2 次，每日 1 剂，10 天为 1 个疗程。

【功效主治】清肠化湿止泻。适用于急性腹泻。

◎ 车前草扁豆花汤

【药物组成】车前草 30 克，扁豆花 25 克。

【制　　法】将上药入锅中，加水适量，先浸泡10分钟，再煎煮30分钟，去渣取汁，倒入盆中。

【用　　法】先熏蒸，待药温降至40℃左右时，浸泡双脚30分钟，每天2～3次，连续3～5天，每日1剂。

【功效主治】清热利湿。适用于急性腹泻。

◎ 生姜葱白方

【药物组成】生姜30克，葱白30克。

【制　　法】将上药水煎取汁，同1000毫升开水一起倒入泡脚盆中。

【用　　法】先熏蒸，待温度适宜时泡洗双脚，每天2次，每次40分钟。每日1剂，7天为1个疗程。

【功效主治】发表散寒，通阳止泻。适用于受寒后引起的急性腹泻。

◎ 艾叶足液方

【药物组成】艾叶或鲜野艾250～300克。

【制　　法】将上药洗净，加水1500～2000毫升，水沸后去渣，趁热置入盆内泡脚。

【用　　法】每次15～20分钟，每日3～5次，连续使用3～5天，每日1剂。

【功效主治】温中健脾。适用于急性腹泻。

◎ 吴萸止泻方

【药物组成】吴茱萸30克，肉豆蔻20克，桂枝20克，木香20克，陈皮20克。

【制　　法】将上药用水煎汁泡脚。

【用　　法】每日2～3次，每次10～15分钟，每日1剂。

【功效主治】温中止泻。适用于寒性慢性腹泻。

◎ 苍术干姜方

【药物组成】 苍术 50 克，干姜 20 克，藕节 100 克，冰片 2 克。

【制　　法】 将上 4 药入锅中，加水适量，煎煮 20 分钟，去渣取汁，与 3000 毫升开水同入泡脚桶中。

【用　　法】 先熏蒸，待药温降至 40℃ 左右时泡洗双脚，每天 1 次，每次 40 分钟。每日 1 剂，10 天为 1 个疗程。

【功效主治】 补益脾气，利湿止泻。适用于脾气虚弱型慢性腹泻。

◎ 生姜艾叶方

【药物组成】 生姜 150 克，艾叶 100 克，益智仁 20 克。

【制　　法】 将上药加水适量，煎煮 30 分钟，去渣取汁，与 1000 毫升开水同入泡脚盆中。

【用　　法】 先熏蒸，待温泡洗双脚，每晚 1 次，每次 40 分钟。每日 1 剂，10 天为 1 个疗程。

【功效主治】 温补脾肾，散寒止泻。适用于脾肾阳虚型慢性腹泻。

♥ 温馨提示

（1）腹泻期间忌食含淀粉（山芋之类）和脂肪过多的食物，忌一切生冷刺激与不易消化的食物。

（2）生活要有规律性，避免疲劳，注意保暖，避免着凉。

（3）发生腹泻时，一定要查清病因，对症下药。如是病毒引起的腹泻，患者应吃容易消化吸收的清淡食物，如面条、米粥等。

十一、便秘

便秘是指排便次数明显减少，每 2 ～ 3 天或更长时间排便一次，无规律，粪质干硬，常伴有排便困难感的病理现象。人的大肠功能异常，易出现便秘。一般说来，排便后 8 小时内进食，进食后所产生的食物残渣在 40 小时内未能排出，即为便秘。便秘是由于大肠运动缓慢，水分被吸收过多，造成粪便干燥坚硬，滞留肠腔，艰涩难下，不易排出体外。

临床上将便秘分为器质性便秘和功能性便秘两种。器质性便秘大多为结肠性便秘；功能性便秘则大多为直肠性便秘，即习惯性便秘，尤以中年或中年以上经产妇女为多。

中医学认为，便秘主要由燥热内结、气机郁滞、津液不足和脾肾虚寒引起。现代人可因饮食过于精细，嗜食辛辣，饮食失调，运动量减少，生活无规律，疲劳过度等原因影响肠胃功能而引发便秘。

临床表现

（1）**燥热型便秘**：临床表现为大便干结，同时伴有小便短赤，身热，口干、口臭，口渴喜冷饮，腹胀、腹痛等。

（2）**气滞型便秘**：临床表现为大便秘结，欲便不得，胁腹胀痛，嗳气频作，情志不畅，心烦易怒，舌苔薄腻。

（3）**气虚型便秘**：临床表现为大便干结，虽有便意感却难以排出，常伴气短、疲乏，面色无华，舌色淡苔白。

（4）**血虚型便秘**：临床表现为大便秘结，面色无华，头晕目眩，心悸，唇甲色淡，舌淡。

泡脚良方

◎ 番泻叶木香方

【**药物组成**】番泻叶 50 克，艾叶 50 克，木香 20 克，枳实 20 克。

【**制　　法**】将以上 4 味药同入锅中，加水适量，煎煮 20 分钟，去渣取汁，与开水同入泡脚桶中。

【**用　　法**】先熏蒸，后泡脚，每天 1 次，每次 30 分钟，每日 1 剂。

【**功效主治**】润肠清热通便。适用于各种类型便秘。

◎ 全瓜蒌香蕉皮方

【药物组成】全瓜蒌 30 克，香蕉皮 250 克，蒲公英 100 克。

【制　　法】将上药放入锅中，加水适量，煎煮 30 分钟，去渣取汁，与 3000 毫升开水一同倒入泡脚桶中。

【用　　法】先熏蒸，后泡脚，并配合脚底按摩。每天 1 次，每次 30 ～ 40 分钟。每日 1 剂，15 天为 1 个疗程。

【功效主治】润肠清热通便。适用于各种类型便秘。

◎ 二叶瓜皮方

【药物组成】鲜萝卜叶 100 克，鲜冬瓜皮 80 克，竹叶 50 克。

【制　　法】将上药加清水 2000 毫升，煎至 1500 毫升时取药液倒入盆中。

【用　　法】先熏蒸，待药液温度为 40℃左右时，泡洗双脚，每次 30 分钟，每日 2 次。每日 1 剂，5 天为 1 个疗程。

【功效主治】清热通便。适用于燥热型便秘，大便干结、小便短赤、面红心烦，或有身热口干口臭、腹胀或痛等。

◎ 木香槟榔方

【药物组成】槟榔 40 克，大黄 15 克，枳壳 20 克，木香 20 克，乌药 20 克。

【制　　法】将上药放入锅中，加水适量，煎煮 30 分钟，去渣取汁，与 3000 毫升开水一同倒入泡脚桶中。

【用　　法】先熏蒸，后泡脚，并配合脚底按摩。每天 1 次，每次 30 ～ 40 分钟。每日 1 剂，15 天为 1 个疗程。

【功效主治】疏肝理气导滞。适用于气滞型习惯性便秘。

◎ 黄芪桃仁方

【药物组成】黄芪 20 克，桃仁 30 克，火麻仁 30 克。

【制　　法】将上药放入锅中，加水适量，煎煮 30 分钟，去渣取汁，倒入泡脚桶中。

【用　　法】先熏蒸，后泡脚，并配合脚底按摩。每天1次，每次30～40分钟。每日1剂，15天为1个疗程。

【功效主治】益气补中，润肠通便。适用于气虚型习惯性便秘。

◎ 党参山药方

【药物组成】党参20克，山药30克，郁李仁40克。

【制　　法】将上药放入锅中，加水适量，煎煮30分钟，与3000毫升开水一同去渣取汁，倒入泡脚桶中。

【用　　法】先熏蒸，后泡脚，并配合脚底按摩。每天1次，每次30～40分钟。每日1剂，15天为1个疗程。

【功效主治】益气补中，润肠通便。适用于气虚型习惯性便秘。

◎ 当归杏仁方

【药物组成】当归30克，苦杏仁50克，白酒30毫升。

【制　　法】将上2药入锅中，加水适量，煎40分钟，去渣取汁，加入白酒，倒入脚盆中。

【用　　法】先熏蒸，待药温降至40℃左右时，再浸泡双脚30～40分钟，每天1次，每日1剂，15天为1个疗程。

【功效主治】养血润肠通便。适用于血虚型便秘。

♥ 温馨提示

（1）多吃新鲜蔬菜，增加饮食中纤维素、维生素的摄取量，每天早上起来空腹喝用温水冲的蜂蜜水，因蜂蜜对肠道有润滑作用。

（2）每日至少喝8杯水，尤其在食用高纤维食品时，更应注意保证饮水量。

（3）多进行体育运动。应养成每天定时排便的习惯，纠正依靠泻药排便的错误做法，以逐步恢复或重新建立排便反射。

十二、高血压

高血压主要是由于高级神经中枢调节血压功能紊乱所引起的，以动脉血压持续升高为主要表现的一种慢性疾病，常引起心、脑、肾等重要器官疾病。凡收缩压等于或高于160mmHg，舒张压等于或高于95mmHg，具有其中一项即可诊断为高血压病。高血压有原发性和继发性两种，原发性高血压称为高血压病，是以血压升高为主要临床表现的一种疾病，多因肝肾阴虚、肝阳上亢所致。继发性高血压是指在某些疾病中并发血压升高，又称症状性高血压，是肾脏病、糖尿病、内分泌疾病、颅内病变等所引起的一种症状。我们一般所说的高血压病是指原发性高血压。

中医学认为，引起血压升高的原因是肝肾阴虚、肝阳上亢、情志抑郁、愤而忧思，以致肝气郁结、化火伤阴；或饮食失节、饥饱失宜、脾胃受伤、痰浊内生；或年迈体衰、肝肾阴阳失调等。

临床表现

高血压患者的血压多在140/90mmHg以上，可伴有头胀、头痛、眩晕、耳鸣、心慌、四肢麻木、面赤、烦躁不安、失眠等。在高血压病程中，也有因血压急剧增高，出现剧烈头痛、恶心、心悸、视力模糊、心绞痛、气短、面赤或苍白等症状，称为"高血压危象"。也有因血压急剧升高，致脑循环障碍而引起脑水肿或颅内压增高，出现头剧痛、恶心、呕吐，甚则昏迷、惊厥，称为"高血压脑病"。中医将高血压分为以下几种类型。

（1）**肝阳上亢型**：有头昏脑涨、急躁易怒、舌红苔黄、脉弦数有力等症状，劳累或者情绪激动时症状更加明显。

（2）**肝肾阴虚型**：有耳鸣目眩、头痛头晕、失眠多梦、腰膝酸软、舌红少苔、脉弦细数等症状。

（3）**阴阳两虚型**：有耳鸣耳聋、心慌气短、下肢水肿、夜尿频多等症状。

（4）**痰浊阻滞型**：有胸闷心悸、食欲不振、呕恶痰涎、舌苔白腻、脉弦滑等症状。

（5）冲任不调型：主要出现在女性高血压患者月经来潮时或更年期前后，伴随着潮热出汗、血压波动等症状。

泡脚良方

◎ 牛膝钩藤方

【药物组成】牛膝 30 克，钩藤 30 克。

【制　　法】将诸药择净，同放锅中，加清水适量，浸泡 5 ~ 10 分钟后，水煎取汁，放入浴盆中。

【用　　法】待温时泡脚，可不断加热水以保持水温，加至盆满为止。每日晨起和晚睡前泡脚，每次 30 ~ 40 分钟，每日 1 剂。以不适症状减轻或消失为 1 个疗程，连续 1 ~ 2 个疗程。

【功效主治】平肝潜阳，引热下行。适用于肝阳上亢型高血压。

◎ 夏枯草枸杞叶方

【药物组成】夏枯草 100 克，枸杞叶 150 克。

【制　　法】将以上 2 味药放入锅中，加水适量，煎煮 30 分钟后去渣，取汁，与开水同入泡脚桶中。

【用　　法】先熏蒸后泡脚，并配合脚底按摩，每天 1 次，每次 30 ~ 40 分钟，每日 1 剂。20 天为 1 个疗程。

【功效主治】平肝潜阳，清肝泻火。适用于肝阳上亢型高血压。

◎ 罗布麻决明子方

【药物组成】罗布麻 100 克，决明子 150 克，红茶 5 克。

【制　　法】将以上 3 味药放入锅中，加水适量，煎煮 30 分钟，去渣取汁，与开水同入泡脚桶中。

【用　　法】先熏洗后泡脚，并配合脚底按摩，每天 1 次，每次 30 ~ 40 分钟，每日 1 剂。20 天为 1 个疗程。

【功效主治】平肝潜阳，清肝泻火。适用于肝阳上亢型高血压。

◎ 臭梧桐侧柏叶方

【药物组成】臭梧桐 300 克，侧柏叶 100 克，桑叶 60 克。

【制　　法】将以上 3 味药放入锅中，加水适量，煎煮 30 分钟后去渣，取汁，与开水同入泡脚桶中。

【用　　法】先熏蒸后泡脚，并配合脚底按摩，每天 1 次，每次 30 ～ 40 分钟。每日 1 剂，20 天为 1 个疗程。

【功效主治】平肝，清火，降压。适用于肝阳上亢型高血压。

◎ 柿叶香蕉皮方

【药物组成】柿叶 150 克，香蕉皮 300 克。

【制　　法】将以上 2 味放入锅中，加水适量，煎煮 30 分钟，去渣取汁，与开水同入泡脚桶中。

【用　　法】先熏蒸后泡脚，并同时进行脚底按摩，每天 1 次，每次 30 ～ 40 分钟。每日 1 剂，20 天为 1 个疗程。

【功效主治】清热利湿，息火降压。适用于肝阳上亢型、痰浊阻滞型高血压。

◎ 钩藤玉米须方

【药物组成】钩藤 30 克，玉米须 150 克。

【制　　法】将以上 2 味药放入锅中，加水适量，煎煮 30 分钟后去渣，取汁，与开水同入泡脚桶中。

【用　　法】先熏蒸后泡脚，并配合脚底按摩，每天 1 次，每次 30 ～ 40 分钟。每日 1 剂，20 天为 1 个疗程。

【功效主治】平肝息风，利湿降压。适用于肝阳上亢型、痰浊阻滞型高血压。

◎ 槐米苦丁茶方

【药物组成】槐米 100 克，野菊花 80 克，苦丁茶 5 克。

【制　　法】将以上 3 味放入锅中，加水适量，煎煮 30 分钟，去渣取汁，与开水同入泡脚桶中。

【用　　法】先熏蒸后泡脚，并同时进行脚底按摩，每天 1 次，每次 30 ～ 40 分钟。每日 1 剂，20 天为 1 个疗程。

【功效主治】滋补肝肾，软化血管，清热降压。适用于肝肾阴虚型高血压。

◎ 绞股蓝枸杞叶方

【药物组成】绞股蓝 30 克，枸杞叶 100 克，绿茶 5 克。

【制　　法】将以上 3 味放入锅中，加水适量，煎煮 30 分钟后去渣，取汁，与开水同入泡脚桶中。

【用　　法】先熏蒸后泡脚，并配合脚底按摩，每天 1 次，每次 30 ～ 40 分钟。每日 1 剂，20 天为 1 个疗程。

【功效主治】滋补肝肾，软化血管，清热降压。适用于肝肾阴虚型高血压。

◎ 杜仲牛膝方

【药物组成】杜仲 40 克，怀牛膝 50 克，益母草 50 克，夏枯草 60 克，生地黄 30 克，泽泻 20 克，槐花 20 克，钩藤 15 克。

【制　　法】将以上药物放入锅中，加水适量，煎煮 30 分钟，去渣取汁，与开水同入泡脚桶中。

【用　　法】先熏蒸后泡脚，并配合脚底按摩，每天 1 次，每次 30 ～ 40 分钟。每日 1 剂，20 天为 1 个疗程。

【功效主治】滋补肝肾，软化血管，清热降压。适用于肝肾阴虚型高血压。

（1）勿盲目降压，须找出病因，对症治疗。

（2）如果已被医生诊断为高血压病，应按医嘱吃药，不可随便停药。

（3）饮食宜清淡，少吃动物脂肪及内脏，戒烟酒。超重者应注意减轻体重，尤其要减少盐的摄入量。

（4）养成良好的生活习惯，保证充足的睡眠，避免过劳，适量参加体育锻炼。

（5）避免情绪波动和精神刺激。工作环境和居住房间的色调最好是绿色、蓝色等冷色调，冷色调能使情绪安稳不易发生冲动。

十三、低血压

低血压是由于高级神经中枢调节血压功能紊乱所引起，以体循环动脉血压偏低为主要症状的一种疾病。一般以成年人上臂肱动脉血压低于90/60mmHg，老年人低于 100/70mmHg 作为标准。

低血压根据其发生原因一般可以分为 3 类。①体位低血压：即由卧位突然变为直立或长时间站立收缩压下降 20mmHg 以上。早晨起床后常出现眼前发黑、头晕欲仆。以 40～70 岁男性较多见。可因久病卧床身体虚弱或由于同时服用具有扩张静脉作用的降压药所引起。②症状低血压：由某些疾病或药物所引起，如脊髓空洞症、严重二尖瓣或主动脉瓣狭窄、营养不良、服用降压药等。③体质低血压：一般认为与体质瘦弱有关。多见于 20～40 岁妇女。多有家族遗传史，有的没有任何症状，有的则出现疲乏、健忘、头晕、头痛、心慌甚至晕厥，或有心前区压迫感等症状。

中医学认为，低血压的发生与肾精不足、心脾两虚、气血不足以及痰阻气机有关。低血压分为急性和慢性两大类。急性低血压表现为血压由正常或较高水平突然明显下降；慢性低血压有体质性低血压、体位性低血压、内分泌功能紊乱所致的低血压等。

临床表现

低血压的主要临床表现有不同程度的周身困倦无力、四肢麻木、头晕眼花、头痛、失眠或嗜睡、记忆力减退、食欲减退、一过性黑蒙、甚至不能保持站立数分钟以上而必须长期卧床等。

（1）**急性低血压**：指患者血压由正常或较高的水平突然明显的下降，并有头晕、眼黑、四肢发软、周身冷汗、心悸、少尿等症状，严重者可有晕厥或休克症状出现。

（2）**慢性低血压**：是指血压持续低于正常范围的状态，其中多数与患者体质、年龄或遗传等因素有关，临床称之为体质性低血压；而部分患者的低血压发生与体位变化（尤其直立位）有关，称为体位性低血压；与神经、内分泌、心血管等系统疾病有关的低血压称为继发性低血压。

泡脚良方

◎ 枳实黄芪方

【药物组成】枳实 25 克，黄芪 25 克，白酒 50 克。

【制　　法】将前 2 味药同入锅中，加水适量，煎煮 30 分钟，去渣取汁，与白酒及开水同入脚盆中。

【用　　法】先熏蒸，待温度适宜时泡洗双脚，每天 2 次，每次 40 分钟。15 天为 1 个疗程。

【功效主治】温阳补气，升提血压。适用于各种类型的低血压病。

◎ 人参叶升麻方

【药物组成】人参叶 30 克，升麻 20 克，白芷 10 克。

【制　　法】将以上 3 味药同入锅中，加水适量，煎煮 30 分钟，去渣取汁，与开水同入泡脚桶中。

【用　　法】先熏蒸，后泡脚，并配合脚底按摩。每天 1 次，每次 30 ～ 40 分钟。每日 1 剂，20 天为 1 个疗程。

【功效主治】温阳补气，升提血压。适用于各种类型的慢性低血压病。

◎ 淫羊藿川芎方

【药物组成】淫羊藿 30 克，川芎 25 克，白酒 50 克。

【制　　法】将以上 2 味药同入锅中，加水适量，煎煮 30 分钟，去渣取汁，与开水及白酒同入泡脚桶中。

【用　　法】先熏蒸，后泡脚，并配合脚底按摩。每天 1 次，每次 30 ～ 40 分钟。每日 1 剂，20 天为 1 个疗程。

【功效主治】温肾壮阳，散寒升压。适用于各种类型的慢性低血压病，对肾阳虚弱者尤为适宜。

◎ 川芎桂枝方

【药物组成】川芎 20 克，桂枝 30 克，锁阳 15 克。

【制　　法】将以上 3 味药同入锅中，加水适量，煎煮 30 分钟，去渣取汁，与开水同入泡脚桶中。

【用　　法】先熏蒸，后泡脚，并配合脚底按摩。每天 1 次，每次 30 ～ 40 分钟。每日 1 剂，20 天为 1 个疗程。

【功效主治】温肾壮阳，散寒升压。适用于各种类型的慢性低血压病，对肾阳虚弱者尤为适宜。

◎ 黄芪白术方

【药物组成】黄芪 10 克，白术 10 克，陈皮 10 克，党参 9 克，炙甘草 9 克，熟地黄 9 克，葛根 9 克，当归 12 克。

【制　　法】将上药加水适量，浸泡 20 分钟，煎煮 30 分钟，去渣取汁，与 1500 毫升开水同入脚盆中。

【用　　法】先熏蒸，待温度适宜（45℃左右）时泡洗双脚，每天

2 次，每次 40 分钟。每日 1 剂，20 天为 1 个疗程。

【功效主治】补益心脾。适用于心脾两虚所致的慢性低血压。

♥ 温馨提示

（1）每日清晨可喝些淡盐水，或吃稍咸的饮食以增加饮水量。

（2）适当加强锻炼，提高身体素质，改善神经、血管的调节功能，加速血液循环。

（3）每餐不宜吃的过饱，因为太饱会使回流心脏的血液相对减少。

（4）患者生活要有规律性，加强营养，保持良好的精神状态，戒烟酒。

十四、冠心病

冠心病是冠状动脉粥样硬化性心脏病的简称，主要因冠状动脉血液供应不足或冠状动脉粥样硬化产生管腔狭窄或闭塞，导致心肌缺氧而引起，是临床上最为常见的一种心血管疾病。其形成原因多与体内脂质代谢调节紊乱和血管壁的正常机能结构被破坏有关。冠心病在我国发病率很高，主要以中老年人为主。

中医学认为，年老体衰、情志、饮食、劳逸等因素与本病的发生有关，属胸痹、真心痛、厥心痛范畴。中药泡脚对本病有一定疗效。

临床表现

冠心病主要表现为心绞痛、心肌梗死、心律失常、心力衰竭或猝死等。轻者可无心肌缺血症状，多在体检时偶然发现；严重者可出现典型的心绞痛，甚至心肌梗死。中医将冠心病分为以下几种类型。

（1）心脉瘀滞型：临床表现为心胸疼痛，痛如锥刺，固定不移，伴心烦气短，胸胁胀闷，舌质紫暗或有瘀斑。

（2）**痰湿中阻型**：临床表现为心胸闷痛，脘腹胀满，四肢困重，口淡乏味，舌苔白、厚腻。

（3）**气阴两虚型**：主要表现为心胸疼痛，时发时止，心慌气短，自汗乏力，五心烦热，多梦易惊，舌红苔薄少津。

（4）**气虚血瘀型**：临床主要表现为胸前区隐痛，心悸，气短乏力，舌苔薄白，舌质暗或紫暗，有瘀点或瘀斑。

（5）**寒凝心胸型**：每当受寒或天气骤冷则心胸剧痛，胸闷如压重物，甚剧痛引至肩背，舌苔白腻等。

泡脚良方

◎ 红花泽兰方

【**药物组成**】红花25克，麻黄25克，桂枝25克，泽兰25克。

【**制　　法**】将诸药加清水2000毫升，浸泡10分钟后，水煎取汁，放入浴盆中，待温时泡脚。

【**用　　法**】每日2次，每次30分钟，每日1剂，连续15天为1个疗程。

【**功效主治**】活血止痛，温阳通络。适用于气虚血瘀型冠心病。

◎ 活血止痛方（一）

【**药物组成**】红花、麻黄、桂枝、泽兰各等量。

【**制　　法**】将诸药择净，同放锅中，加清水适量，浸泡5～10分钟后，水煎取汁，放入浴盆中，待温时泡脚。

【**用　　法**】每日2次，每次10～30分钟，每日1剂，连续3～5天。

【**功效主治**】活血止痛，温阳通络。适用于气虚血瘀型冠心病。

◎ 万年青益母草方

【**药物组成**】万年青60克，益母草100克，川芎20克。

【**制　　法**】将以上3种中药同入锅中，加水适量，煎煮30分钟，去渣取汁，与 3000 毫升开水同入泡脚桶中。

【用　　法】先熏蒸，后泡脚。每次 30 分钟，每晚 1 次。每日 1 剂，10 天为 1 个疗程。

【功效主治】强心活血，清热化瘀。适用于气虚血瘀型冠心病，症见心慌不宁、头晕乏力、唇甲青灰、胸闷心痛、舌质暗灰或青紫有瘀点、脉律不齐等。可见于风心病、冠心病、肺心病等心脏病。

◎ 三根方

【药物组成】老茶树根 100 克，榆树根 80 克，茜草根 50 克。

【制　　法】将以上 3 种中药同入锅中，加水适量，煎煮 30 分钟，去渣取汁，与 3000 毫升开水同入泡脚桶中。

【用　　法】先熏蒸，后泡脚。每次 30 分钟，每晚 1 次。每日 1 剂，10 天为 1 个疗程。

【功效主治】强心活血，清热化瘀。适用于心脉瘀阻型冠心病。

◎ 莱菔子海藻方

【药物组成】莱菔子（萝卜子）50 克，海藻 60 克，制半夏 40 克。

【制　　法】将以上 3 种中药同入锅中，加水适量，煎煮 30 分钟，去渣取汁，与 3000 毫升开水同入泡脚桶中。

【用　　法】先熏蒸，后泡脚。每次 30 分钟，每晚 1 次。每日 1 剂，10 天为 1 个疗程。

【功效主治】化痰泄浊，活血安神。适用于痰湿中阻型冠心病。

◎ 橘皮杏仁方

【药物组成】鲜橘皮 100 克（干品 50 克），杏仁 30 克，茜草根 20 克。

【制　　法】将以上 3 种中药同入锅中，加水适量，煎煮 30 分钟，去渣取汁，与 3000 毫升开水同入泡脚桶中。

【用　　法】先熏蒸，后泡脚。每次 30 分钟，每晚 1 次。每日 1 剂，10 天为 1 个疗程。

【功效主治】化痰泄浊，活血安神。适用于痰湿中阻型冠心病。

◎ 薤白丹参方

【药物组成】薤白 60 克，丹参 30 克，川芎 15 克。

【制　　法】将以上 3 种中药同入锅中，加水适量，煎煮 30 分钟，去渣取汁，与 3000 毫升开水同入泡脚桶中。

【用　　法】先熏蒸，后泡脚。每次 30 分钟，每晚 1 次。每日 1 剂，10 天为 1 个疗程。

【功效主治】温通心阳，活血化瘀。适用于寒凝心胸型冠心病。

◎ 人参叶桂枝方

【药物组成】人参叶 20 克，制附子 20 克，桂枝 30 克。

【制　　法】将以上 3 种中药同入锅中，加水适量，煎煮 30 分钟，去渣取汁，与 300 毫升开水同入泡脚桶中。

【用　　法】先熏蒸，后泡脚。每次 30 分钟，每晚 1 次。每日 1 剂，10 天为 1 个疗程。

【功效主治】温通心阳，活血化瘀。适用于寒凝心胸型冠心病。

♥ 温馨提示

（1）保持心情舒畅，避免过度紧张、激动、生气等。

（2）饮食要清淡，少吃油腻及刺激性食物。戒烟、酒。

（3）适当进行诸如太极拳、八段锦、五禽戏之类的体育锻炼。

十五、中风后遗症

中风后遗症又称脑血管意外后遗症，是指因脑出血、脑血栓形成、脑梗死、蛛网膜下腔出血等急性脑血管疾病所致的肢体瘫痪和运动功能丧失。多发生于 50 岁以后，男性患病人数略高于女性。本症在发病后 6 个月内恢复较快，一般下肢恢复早于上肢，近端恢复好于远端；6 个月后则恢复极其缓慢，并常见患肢营养障碍、挛缩、感觉迟钝麻木等。

中医学认为，本病主要是情志失调、饮食不节、精气亏虚导致阴阳失调、气血逆乱所致，恢复期因风火痰瘀之邪滞经络，故仍有半身不遂、口㖞不语等后遗症。

临床表现

中风后遗症临床主症为神昏、半身不遂、言语謇涩或不语，口舌歪斜、偏身麻木；次症见头痛、头晕、呕吐、二便失禁或不通、烦躁、抽搐、痰多、呃逆。舌象有舌强、舌歪、舌卷，舌质暗红带紫，或红绛、舌有瘀斑；苔薄白、白腻、黄或黄腻；脉象多弦、弦细，或结或代等。发病半年以上称为后遗症期，常见半身不遂、口舌歪斜、言语不利、痴呆等。

泡脚良方

◎ 五加皮当归方

【药物组成】五加皮 20 克，当归 20 克，川芎 20 克，千年健 30 克，红花 15 克。

【制　　法】将上药加清水适量，煎煮 30 分钟，去渣取汁，与 2000 毫升开水一起倒入盆中。

【用　　法】先熏蒸偏瘫部位，待温度适宜时泡洗双脚，每天早、晚各 1 次，每次熏泡 40 分钟，每日 1 剂，30 天为 1 个疗程。

【功效主治】养血活血，通经活络。适用于瘀血阻络型中风后遗症下肢偏瘫。

◎ 黄芪木瓜方

【药物组成】黄芪 30 克，续断 30 克，木瓜 40 克，桑寄生 50 克。

【制　　法】将以上 4 味药同入锅中，加水适量，煎煮 40 分钟，去渣取汁，与 3000 毫升开水同入泡脚桶中。

【用　　法】先熏蒸，后泡脚。每晚 1 次，每次 30 分钟。每日 1 剂，15 天为 1 个疗程。

【功效主治】补气活血，益肾通络。适用于气虚血瘀型中风后遗症偏瘫以下肢软弱无力为主症者。

◎ 黄芪菖蒲方

【药物组成】黄芪 30 克，石菖蒲 40 克，胆南星 20 克，远志 15 克。

【制　　法】将以上 4 味药同入锅中，加水适量，煎煮 40 分钟，去渣取汁，与 3000 毫升开水同入泡脚桶中。

【用　　法】先熏蒸，后泡脚。每晚 1 次，每次 30 分钟。每日 1 剂，15 天为 1 个疗程。

【功效主治】补气活血，化痰通窍。适用于气虚血瘀型中风后遗症以语言不利为主症者。

◎ 地黄巴戟天方

【药物组成】地黄 30 克，杜仲 30 克，巴戟天 20 克，桑寄生 20 克。

【制　　法】将以上 4 味药同入锅中，加水适量，煎煮 40 分钟，去渣取汁，与 3000 毫升开水同入泡脚桶中。

【用　　法】先熏蒸，后泡脚。每晚 1 次，每次 30 分钟。每日 1 剂，15 天为 1 个疗程。

【功效主治】滋补肝肾，通经活络。适用于肝肾亏虚型中风后遗症，症见语声不出、手足软弱偏瘫、酸麻不仁、下肢萎软、口中流涎、头晕面赤或神情呆滞、舌质红润、脉细。

◎ 首乌天仙藤方

【药物组成】制首乌 30 克，川牛膝 30 克，天仙藤 40 克，当归 20 克。

【制　　法】将以上 4 味药同入锅中，加水适量，煎煮 40 分钟，去渣取汁，与 3000 毫升开水同入泡脚桶中。

【用　　法】先熏蒸，后泡脚。每晚 1 次，每次 30 分钟。每日 1 剂，15 天为 1 个疗程。

【功效主治】滋补肝肾，通经活络。适用于肝肾亏虚型中风后遗症，症见语声不出、手足软弱偏瘫、酸麻不仁、下肢萎软、口中流涎。

◎ 二草红花方

【药物组成】伸筋草 30 克，透骨草 30 克，红花 30 克。

【制　　法】将诸药择净，放入搪瓷脸盆中，加清水 2000 毫升，浸泡 5 ～ 10 分钟后，煮沸 10 分钟，将药液放入浴盆中，温度以 50 ～ 60℃为宜。

【用　　法】浸洗患肢，先浸洗手部，再浸洗足部，浸洗时手指、足趾在汤液中进行自主伸屈活动，每次 15 ～ 20 分钟，药液温度下降后可再加热，每日 3 次，每日 1 剂，连续 2 个月。手足麻木者可加霜桑叶 250 克煎汤，熏洗全身或频洗患肢。

【功效主治】活血通络，理筋透骨。适用于中风后遗症手足痉挛。

♥ 温馨提示

（1）控制高血压、高血脂、高血糖是预防中风的重点。

（2）平时要保持情绪平稳，饮食需清淡有节制，戒烟，戒酒，保持大便通畅。

（3）一部分患者在中风发作前常有血压升高、波动，头痛头晕，手脚麻木无力等先兆，发现后要尽早采取措施加以控制。

（4）久卧患者要定时变换体位，保持皮肤干燥和清洁，防止压疮发生，并保持大小便通畅。

十六、心绞痛

心绞痛是心肌急剧、暂时的缺血缺氧所引起的临床症状，是由冠状动脉供血不足所致，是中老年人常见的心血管疾病之一。多是胸骨后心前区突然出现持续性疼痛、憋闷感，疼痛常放射到左肩。

临床表现

心绞痛症状多表现为压榨性疼痛、闷胀性或窒息性疼痛，咽喉部有紧缩感，也有些患者仅有胸闷。严重者偶伴有濒死的恐惧感觉，往往迫使患者立即停止活动，并伴有冷汗。

泡脚良方

◎ 葛根丹参方

【药物组成】葛根 25 克，丹参 25 克，茯苓 15 克，甘草 10 克。

【制　　法】将上述中药放入锅中，加水 1500 毫升，煎煮 20 分钟，取药汁，兑入适量温水。

【用　　法】泡脚 30 分钟，每日 1 ～ 2 次，每日 1 剂。

【功效主治】活血祛瘀，通经止痛。适用于心绞痛。

◎ 丹参方

【药物组成】丹参 30 克，麦冬 20 克，黄芪 20 克，陈皮 10 克。

【制　　法】将上述中药放入锅中，加水 2500 毫升，煎煮 20 分钟，取药汁，兑入适量温水。

【用　　法】泡脚 30 分钟，每日 1 ～ 2 次，每日 1 剂。

【功效主治】活血祛瘀，通经止痛。适用于心绞痛。

♥ 温馨提示

（1）控制盐的摄入量，每天盐的摄入量控制在6克以下。

（2）少吃脂肪含量高的食物。高脂饮食会增加血液的黏稠度，使血脂增高，高脂血症是心绞痛的重要诱发因素之一。

（3）劳逸结合，适当的体育锻炼可提高免疫力，增强心脏功能。

十七、失眠症

失眠是睡眠障碍的一种表现形式，是中枢神经系统功能失调的一种反应。失眠症又称"不寐"，是以经常不易入睡，睡后易醒，或睡后多梦为主要特征的病症。引起失眠的原因很多，如情绪激动、精神过度紧张、神经衰弱、过度的悲哀和焦虑、过度的兴奋、难以解决的困扰、意外的打击等，使大脑皮质兴奋与抑制功能失调，导致难以入睡而发生失眠。

中医学认为，失眠主要与心有关，涉及肝、脾、胃、肾各脏腑。中医治疗失眠主张"调其所缺，除其所害"，这句话的意思是要了解失眠的原因，如果失眠是由于气血不足，就要补气养血；如果是脏腑功能紊乱就要调理脏腑功能等，这样睡眠才能趋于安稳。

临床表现

失眠症患者不易入睡，或睡中多梦，易醒，醒后再难入睡，或兼心悸、心慌、神疲、乏力、口淡无味，或食后腹胀，不思饮食，面色萎黄，舌质淡，脉象缓弱。

（1）**气血不足型**：以睡眠不安，似睡非睡，常做噩梦，无法进入深睡状态，精神不济，注意力不集中，体虚胆怯，心慌乏力为主要症状。

（2）**肝郁气滞、气火上逆型**：以辗转难眠，胸肋胀痛，脘闷腹胀为主要症状。

（3）**脾胃失调型**：以睡眠不安，口腻口淡，不思饮食，胃脘不适，大便不成形或有欲解不尽感为主要症状。

（4）**心肝火旺型**：以夜间卧床入睡多梦，间断多醒，心烦气躁，大便干结，小便红赤、颈椎不适为主要症状。

（5）**瘀阻脑络型**：以睡眠少，醒得早，醒后再难入睡，常伴有头昏脑涨、耳鸣健忘、白天昏昏欲睡为主要症状。

泡脚良方

◎ 黄连穿心莲方

【药物组成】黄连 15 克，肉桂 5 克，穿心莲 20 克，桂枝 15 克，荷叶 30 克，首乌藤 30 克。

【制　　法】将诸药择净，同放锅中，加清水适量，浸泡 5～10 分钟后，水煎取汁，放入浴盆中。

【用　　法】待温时泡脚，每晚 1 次，每次 15～30 分钟，2 日 1 剂，泡脚后即可上床睡觉，连续 3～5 天。

【功效主治】清心安神。适用于心肝火旺型失眠多梦、心烦不寐。

◎ 安神磁石方

【药物组成】磁石 30 克，菊花 15 克，黄芩 15 克，首乌藤 15 克。

【制　　法】将诸药择净，同放锅中，加清水适量，浸泡 5～10 分钟后，水煎取汁，放入浴盆中，待温时泡脚。

【用　　法】每晚 1 次，每次 15～30 分钟，2 日 1 剂，泡脚后即可上床睡觉，连续 3～5 天。

【功效主治】清热镇惊，和胃安神。适用于心肝火旺型失眠多梦及易惊醒者。

◎ 合欢花金橘方

【药物组成】合欢花 10 克，金橘叶 60 克，青皮 30 克，川芎 15 克。

【制　　法】将上述后 3 味药入锅，加水煎煮 30 分钟，去渣取汁，与开水一同倒入泡脚器中，撒入合欢花。

【用　　法】先熏蒸后泡脚 30 分钟，每晚临睡前 1 次。每日 1 剂，15 天为 1 个疗程。

【功效主治】理气解郁，安神催眠。适用于肝郁气滞型失眠伴精神抑郁、胸闷胁痛、嗳气者。

◎ 山楂方

【药物组成】焦山楂 50 克。

【制　　法】将上述诸药择净，放入药罐中，用清水浸泡 20 分钟，加入水 1500 毫升煎汤，煮沸 20 分钟后去渣取汁，倒入泡脚盆中加入适量热水。

【用　　法】待温度适宜后洗泡双脚。每次 30 分钟，每日 2 次，每日 1 剂，连续 7 ～ 10 日为 1 个疗程。

【功效主治】消食导滞，和胃安神。适用于脾胃失调型失眠。

◎ 归脾汤方

【药物组成】黄芪 30 克，白术 15 克，党参 15 克，茯神 20 克，龙眼肉 20 克，莲子 20 克，酸枣仁 20 克。

【制　　法】将上述诸药择净，放入药罐中，清水浸泡 20 分钟，加入水 1500 毫升煎汤，煮沸 20 分钟后去渣取汁，倒入泡脚盆中加入适量热水。

【用　　法】待温度适宜后洗泡双脚。每次 30 分钟，每日 1 次，每日 1 剂，连续 7 ～ 10 日为 1 个疗程。

【功效主治】补益心脾，养血安神。适用于脾胃失调型、心肝火旺型失眠。

◎ 地黄山药方

【药物组成】干地黄 30 克，山药 20 克，五味子 15 克，柏子仁 15 克，黄芩 15 克。

【制　　法】将上药入锅，加水煎煮 30 分钟，去渣取汁，倒入泡脚器中加入适量热水。

【用　　法】先熏蒸后泡脚 30 分钟，每晚临睡前 1 次。每日 1 剂，15 天为 1 个疗程。

【功效主治】宁心安神。适用于心肝火旺型失眠。

（1）睡前到户外散步一会儿，放松一下精神，上床前沐浴，或用热水泡脚20～40分钟，清除环境噪声干扰，然后就寝，或聆听平淡而有节律的音响引导入睡。

（2）进行适当的心理疏导，保持心态平衡。适当加强体育锻炼，辅以精神治疗。

（3）放缓生活节奏，避免精神紧张。

（4）如果是因疲劳引起的失眠，不妨食用苹果、香蕉、橘、橙、梨等一类水果。因为这类水果的芳香味，对神经系统有镇静作用；水果中的糖分，能使大脑皮质抑制而易进入睡眠状态。

十八、神经衰弱

神经衰弱是一种常见的神经病症，患者多为中青年人，以脑力劳动者居多。神经衰弱产生的原因是由于大脑神经活动长期处于紧张状态，导致大脑兴奋与抑制功能失调而产生的一组以精神易兴奋、脑力易疲劳、情绪不稳定等症状为特点的神经功能性障碍。

与神经衰弱发病有关的精神因素，包括工作和学习过度紧张、忙乱，休息和睡眠长期无规律，思想矛盾持久不能解决，以及伴随这些因素的思想负担和不愉快情绪。躯体有消耗性疾病时也会增加神经衰弱发生的倾向。

临床表现

多数神经衰弱患者体质较弱，面色萎黄，唇舌色淡，精神困倦，自觉躯体易疲劳，失眠，多梦，情绪不稳，烦躁易怒，倦怠无力，头昏脑涨，记忆力减退，食欲不振，消化不良，便秘或腹泻，注意力不集中，头痛，头晕，工作紧张时可昏倒等。男性患者常伴有性欲减退，遗精，阳痿及早泄；女性患者有月经不调、性功能减退等症状。

泡脚良方

◎ 枣仁黄花方

【药物组成】酸枣仁 30 克，干黄花菜 30 克，郁金 15 克。

【制　　法】将上药水煎取汁，同 1000 毫升开水一起倒入脚盆中。

【用　　法】先熏蒸，待温度适宜时泡洗双脚，每日 2 次，每次 40 分钟，每日 1 剂，7 天为 1 个疗程。

【功效主治】疏肝健脾，宁心安神。适用于肝气郁结所致的神经衰弱。

◎ 百合方

【药物组成】鲜百合 100 克，酸枣仁 20 克，远志 15 克。

【制　　法】将鲜百合浸泡一夜，与酸枣仁、远志加水 2000 毫升煮沸，取汁入盆中。

【用　　法】先熏蒸，待温度适宜时浸泡双脚，每天睡前 1 次，每次 30 分钟，每日 1 剂，7 天为 1 个疗程。

【功效主治】安神宁心，益气补中。适用于心气不足型神经衰弱之失眠、多梦。

◎ 党参首乌方

【药物组成】党参 25 克，何首乌 25 克，桑椹 25 克，当归 20 克，白术 20 克，黄芪 20 克。

【制　　法】将上药加水适量，煎煮 20 分钟，去渣取汁，与 1000 毫升开水同入盆中。

【用　　法】先熏蒸，待温度适宜时泡洗双脚，每日 1 次，每次 40 分钟。每日 1 剂，15 天为 1 个疗程。

【功效主治】健脾养心，益智安神。适用于心脾两虚型神经衰弱之失眠、多梦、健忘、疲乏无力以及脑功能减退等症状。

◎ **枸杞大枣方**

【**药物组成**】枸杞子 50 克，大枣 20 枚。

【**制　　法**】将上药加水适量，煎煮 30 分钟，去渣取汁与 1000 毫升开水同入脚盆中。

【**用　　法**】先熏蒸，待温泡洗双脚，每晚 1 次，每次 40 分钟，每日 1 剂，10 天为 1 个疗程。

【**功效主治**】滋肾养肝，安神清心。适用于肝肾阴虚所致的神经衰弱。

♥ 温馨提示

（1）保持心情愉悦，保持情绪平和。

（2）加强体育锻炼，多参加有益的社会活动。

（3）不吃使神经系统兴奋的食物，如甜食，因食用此类食物后会增加大脑兴奋度，加重病情。

十九、眩晕症

眩晕是由人体对空间的定向感觉障碍或平衡感觉障碍引起。眩即眼花，晕是头晕，两者常同时并见，故统称为眩晕。中医学认为，眩晕多由风、火、痰、虚、瘀引起清窍失养所致。发作时的特征是感到天旋地转的晕，甚至恶心、呕吐、冒冷汗等自律神经失调的症状。眩晕常见于梅尼埃病、贫血、高血压、动脉硬化、颈椎病、神经官能症等。

临床表现

眩晕症轻者仅表现为眼花，头重足轻，或摇晃有浮沉感，闭目即止；重者如坐车船，视物旋转，甚则仆倒。或兼目涩耳鸣，少寐健忘，腰膝酸软；或兼恶心呕吐，面色苍白，汗出肢冷等。发作间歇期长短不一，多为数月或数年发作一次，也有一月数次。眩晕可突然发病，也有逐渐加重者。

泡脚良方

◎ 天麻钩藤方（二）

【药物组成】天麻 15 克，钩藤 20 克，石决明 15 克，龙胆草 15 克，牛膝 20 克，菊花 20 克，黄芩 15 克。

【制　法】将上药加清水适量，煎煮 30 分钟，去渣取汁，与 2000 毫升开水一起倒入盆中。

【用　法】先熏蒸，待温度适宜时泡洗双脚，每日早晚各 1 次，每次熏泡 40 分钟，每日 1 剂，10 天为 1 个疗程。

【功效主治】清热平肝。适用于肝阳上亢及肝火上炎型眩晕、头胀痛、耳鸣、易怒、失眠多梦等。

◎ 半夏白术天麻方

【药物组成】法半夏 15 克，白术 20 克，天麻 15 克，陈皮 20 克，蔓荆子 20 克。

【制　法】上药加清水 1000 毫升，煮沸 10 分钟，去渣，将药液倒入盆内。

【用　法】待药液温度适宜时，将双脚浸泡 30 分钟，每日 1 次，每日 1 剂，7 天为 1 个疗程。

【功效主治】燥湿祛痰，健脾和胃。适用于痰浊上蒙型眩晕。

◎ 丹参红花方

【药物组成】丹参 30 克，红花 30 克，三七 10 克，赤芍 15 克，茯神 15 克，钩藤 15 克。

【制　　法】将上药加清水适量，煎煮 30 分钟，去渣取汁，与 2000 毫升开水一起倒入盆中。

【用　　法】先熏蒸，待温度适宜时泡洗双脚，每日 1 次，每次熏泡 40 分钟。每日 1 剂，10 天为 1 个疗程。

【功效主治】祛瘀通络，清利头目。适用于瘀血阻络型头目晕眩，失眠多梦，甚至精神恍惚，舌边紫暗，脉涩。

◎ 荆芥薄荷方

【药物组成】荆芥 10 克，薄荷 9 克，菊花 9 克，蝉蜕 6 克，桑叶 5 克。

【制　　法】将上药加清水适量，煎煮 30 分钟，去渣取汁，与 2000 毫升开水一起倒入盆中。

【用　　法】先熏蒸，待温度适宜时泡洗双脚，每天 1 次，每次熏泡 40 分钟，每日 1 剂，10 天为 1 个疗程。

【功效主治】解毒祛风。适用于外感风寒所致眩晕。

◎ 黄芪当归方（一）

【药物组成】黄芪 30 克，当归 20 克，川芎 15 克，首乌藤 50 克。

【制　　法】将上药入锅中，加水适量，煎 40 分钟，去渣取汁，倒入盆中。

【用　　法】先熏蒸，待药温降至 40℃ 左右时，再浸泡双脚 30 ~ 40 分钟，每天 1 次，每日 1 剂，7 天为 1 个疗程。

【功效主治】补益气血，宁心安神。适用于气血亏虚型眩晕。

◎ 女贞子旱莲草方（一）

【药物组成】女贞子 60 克，旱莲草 60 克，生地黄 60 克，桑寄生 30 克。

【制　　法】将上药装入纱布包内，放入沸水盆中泡 10 分钟后，取出药包。

【用　　法】温度适宜后把脚放在盆中浸泡20分钟，每日1次，每日1剂。

【功效主治】益气养血。适用于肝肾阴虚型眩晕。

❤ 温馨提示

（1）劳逸结合，避免劳累过度。保持良好的心态与愉悦乐观的心情。

（2）在饮食方面应营养均衡，多吃清淡的食物，少吃甜食、含盐量过高、高脂肪或非常油腻的食物，戒烟少酒。

（3）进行适度体育锻炼，多参加一些简单的娱乐活动，以此转移注意力。

（4）工作与生活中不要过于忧虑，不要给自己添加很重的心理压力。

二十、三叉神经痛

三叉神经痛是一种顽固难治之症，是指以短暂且反复发作的一侧面部刺痛或痉挛，伴面肌抽搐为主症的疾患，多见于中、老年人，40岁以上者占70%～80%，以女性患者居多。

本病中医称为"面痛"。由于阳明经受风寒、风毒传入而凝滞不行，故引发面痛；或由于情感内伤，郁而化火，肝火上扰所致；或气血瘀滞，阻塞经络，不通则痛。

中医学认为，三叉神经痛主要是与肝、胆、脾、胃有关，由于肝郁化火，引起肝风；或过食炙炸辛辣，引起胃火熏蒸，上攻头面；或风寒外侵，气血瘀滞而引发。

临床表现

三叉神经分布区域内出现阵发性、反复发作的剧烈疼痛，疼痛发生急骤、剧烈，间歇期长短不定，短者仅数秒，长者数小时。大多数情况下活动时易诱发，如咀嚼、刷牙、洗脸、说话、打喷嚏、转头等都可引发。多为单侧面痛。

泡脚良方

◎ 石膏花藤方

【药物组成】生石膏（布包）60克，金银花藤50克，连翘30克，白芷15克，川芎20克，细辛5克。

【制　　法】将上药同入锅中，加水适量，煎煮30分钟，去渣取汁，与3000毫升开水同入泡脚桶中。

【用　　法】先熏蒸，后泡脚。每晚1次，每次30分钟。每日1剂，7天为1个疗程。

【功效主治】疏肝清热止痛。适用于风热侵袭型三叉神经痛，症见阵发性面痛、口干多饮、面目红、大便干、小便黄、舌红、苔薄黄。

◎ 麻黄附子方

【药物组成】生麻黄20克，制附子20克，全蝎10克，荆芥20克，白芷15克，川芎15克，细辛5克。

【制　　法】将上药同入锅中，加水适量，煎煮30分钟，去渣取汁，与3000毫升开水同入泡脚桶中。

【用　　法】先熏蒸，后泡脚。每晚1次，每次30分钟。每日1剂，7天为1个疗程。

【功效主治】祛风散寒止痛。适用于外感风寒型三叉神经痛，症见面部阵发性剧痛、畏寒肢冷、身倦乏力、舌质红、苔白腻、脉浮紧。

◎ 夏枯草栀子方

【药物组成】夏枯草50克，生栀子20克，川芎20克，野菊花30

克，白芷 15 克。

【制　　法】将上药同入锅中，加水适量，煎煮30分钟，去渣取汁，与 3000 毫升开水同入泡脚桶中。

【用　　法】先熏蒸，后泡脚。每晚 1 次，每次 30 分钟。每日 1剂，7 天为 1 个疗程。

【功效主治】清肝火，泻胃热。适用于肝胃实火型三叉神经痛，症见面痛且感灼热，常因情绪波动而诱发或加重，烦躁易怒、口苦口渴、大便秘结、面红、眼睛充血、舌苔黄燥、脉弦而快。

◎ 丹参川芎方

【药物组成】丹参 30 克，川芎 30 克，赤芍 20 克，白芷 15 克，红花 10 克，全蝎 10 克。

【制　　法】将上药同入锅中，加水适量，煎煮30分钟，去渣取汁，与 3000 毫升开水同入泡脚桶中。

【用　　法】先熏蒸，后泡脚。每晚 1 次，每次 30 分钟。每日 1剂，7 天为 1 个疗程。

【功效主治】活血祛瘀，通络止痛。适用于瘀血阻络型三叉神经痛，症见面色晦暗、痛如锥刺或刀割样、痛处大多固定、病程日久不愈、舌暗有瘀点、脉细涩。

◎ 知柏地黄方

【药物组成】知母 20 克，黄柏 20 克，熟地黄 30 克，川芎 15 克，白芍 15 克。

【制　　法】将上药同入锅中，加水适量，煎煮30分钟，去渣取汁，与 3000 毫升开水同入泡脚桶中。

【用　　法】先熏蒸，后泡脚。每晚 1 次，每次 30 分钟。每日 1剂，7 天为 1 个疗程。

【功效主治】滋阴降火。适用于阴虚火旺型三叉神经痛，症见面部抽搐剧痛、颧红烦热、急躁易怒、劳累后发作或加重、舌红少苔、脉细而快。

♥ 温馨提示

（1）注意休息，劳逸结合，保持情绪乐观，避免精神紧张。
（2）忌食刺激性食物及海鲜等发物，忌烟酒。

二十一、慢性肝炎和肝硬化

慢性肝炎和肝硬化是常见的慢性肝病。慢性肝炎包括慢性迁延性肝炎和慢性活动性肝炎。急性肝炎患者迁延不愈，有疲乏、肝区隐痛、食欲不振、腹胀等症状，肝功能轻度异常，以上情况持续数月至数年，则为慢性迁延性肝炎。常见症状有乏力、肝区疼痛、食欲不振、腹胀、关节酸痛等；亦可有轻度出血倾向，如牙龈出血、皮下出血等。当病变处于活动期时可出现持续性或逐渐加深的黄疸，肝脾大多肿大，有压痛或叩击痛。可伴有面色暗黑（肝病面容）、蜘蛛痣、肝掌，甚至可出现腹水、下肢水肿、闭经、痤疮等内分泌功能紊乱现象。

足部药浴有一定的保肝护肝功效，对慢性肝炎和早期肝硬化有辅助治疗作用。

临床表现

肝硬化在代偿期症状较轻，而且缺乏特异性，临床表现与慢性肝炎相似。在失代偿期，主要出现肝功能减退和门静脉高压。常见的症状有食欲减退、消瘦、鼻腔出血、皮肤和黏膜有紫斑或出血点，或有呕血和黑便。出现腹水常提示肝硬化已属晚期，严重时兼有胸水，脾中度以上肿大，肝脏质地硬。也可出现内分泌失调的表现，如男性乳房发育、睾丸萎缩、性欲减退，女性患者月经过少和闭经、不孕。蜘蛛痣和肝掌也较常见。

泡脚良方

◎ 六月丹参方

【药物组成】六月雪 100 克，丹参 30 克，车前草 50 克，大腹皮 20 克，甘遂 15 克，生大黄 10 克。

【制　　法】将上药同入锅中，加水适量，煎煮 30 分钟，与 3000 毫升 45℃左右的温水一同入泡脚桶中。

【用　　法】泡脚 30 分钟。每晚 1 次，每日 1 剂，15 天为 1 个疗程。

【功效主治】逐水攻下，活血利尿。适用于瘀结水阻型肝硬化腹水，症见腹部胀大、腹水增多、青筋显露、尿少、大小便减少而难解、苔腻、脉弦数有力。

◎ 丹参赤芍方

【药物组成】丹参 30 克，赤芍 20 克，桃仁 15 克，红花 15 克，当归 15 克，土鳖虫 10 克，九香虫 15 克。

【制　　法】将上药同入锅中，加水适量，煎煮 30 分钟，与 3000 毫升 45℃左右的温水一同入泡脚桶中。

【用　　法】泡脚 10 ～ 30 分钟。每晚 1 次，每日 1 剂，15 天为 1 个疗程。

【功效主治】理气止痛，活血祛瘀。适用于气滞血瘀型慢性肝炎、腹积水，症见肝脾肿大、腹胁疼痛、衄血目赤、精神不快、肝胃气痛、腰膝酸痛，肠鸣幽幽如走水。

◎ 川楝子郁金方

【药物组成】川楝子 30 克，金橘叶 30 克，郁金 20 克，延胡索 15 克。

【制　　法】将上药同入锅中，加水适量，煎煮 30 分钟，与 3000 毫升 45℃左右的温水同入泡脚桶中。

【用　　法】泡脚 30 分钟。每晚 1 次，每日 1 剂，7 ～ 14 天为 1

个疗程。

【功效主治】疏肝理气和胃。适用于肝气郁结型慢性肝炎、肝硬化，症见面色晦暗、食欲不振、右肋胀痛、胃脘胀闷、嗳气腹胀、苔薄脉弦。

◎ 马鞭草石打方

【药物组成】鲜马鞭草60克（干品30克），石打穿30克，郁李仁30克，鲜半边莲50克（干品25克）。

【制　　法】将上药同入锅中，加水适量，煎煮30分钟，与3000毫升45℃左右的温水同入泡脚桶中。

【用　　法】泡脚30分钟。每晚1次，每日1剂,15天为1个疗程。

【功效主治】利尿消肿，平肝泻火。适用于各型肝硬化腹水，对预防肝炎也有一定的效果，症见大腹水肿、腹水增多、尿少难解、食欲不振。

❤ 温馨提示

（1）泡脚可作为本病的辅助疗法，可以调整或提高机体免疫力，促进肝细胞的活性，有利于慢性肝炎患者的康复。
（2）应注意劳逸结合，疾病发作期应适当休息。
（3）保持心情舒畅与合理营养。忌烟酒。
（4）严格掌握输血及血制品的应用。

二十二、高脂血症

高脂血症是由于脂肪代谢或运转异常，使血浆中一种或多种脂质高于正常水平的全身性疾病，该病对身体的损害是隐匿、逐渐、进行性和全身性的。它的直接损害是加速全身动脉血管粥样硬化，因为全身的重要器官都要依靠动脉供血、供氧，一旦动脉被粥样斑块堵塞，就会导致严重后果。高脂血症与动脉粥样硬化、心脑血管病、糖尿病、脂肪肝、肾病等的发病有着密切关系，也是形成冠心病的主要危险因素之一。

因此，高脂血症不是一种特定的疾病，而是一组疾病。由于血脂在血液中都是以蛋白结合的形式存在，所以又有人将高脂血症称为高脂蛋白血症。就病因而言，高脂血症有的是由多个遗传基因缺陷与环境因素相互作用所致；有的是由饮食中饱和脂肪酸过高、进食过量、吸烟、运动量少、肥胖、某些药物等引起；有的则是继发于其他疾病。

中医学认为，高脂血症主要是因为过食肥甘厚味，导致脾失运健，湿从内生，湿聚成痰，痰瘀内阻而成。

临床表现

在通常情况下，多数患者并无明显症状和异常体征。不少人是由于其他原因进行血液生化检验时才发现有血浆脂蛋白水平升高。中医学将高脂血症分为以下几种类型。

（1）**痰浊阻滞型**：临床表现为患者形体肥胖，身重乏力，嗜食肥甘厚味，头晕头重，胸闷脘痞，纳呆腹胀，恶心欲呕，咳嗽有痰，舌淡苔厚腻。

（2）**肝肾阴虚型**：临床表现为患者形体偏瘦，体倦乏力，腰酸腿软，头晕耳鸣，失眠多梦，健忘，遗精盗汗，目涩口干，或见咽干口燥，颧红潮热，五心烦躁、发热，舌质红少津或苔少。

（3）**气滞血瘀型**：临床表现为胸闷憋气，胸痛，痛处固定不移，两胁胀痛，有时放射到头、颈、肩、背部，头晕头痛，气短，心烦不安，舌质暗或紫暗有瘀点瘀斑，苔薄。

（4）**肝阳上亢型**：临床主要表现为头昏、头胀痛，耳鸣，面潮红，易怒，口苦，失眠多梦，便秘、尿赤，舌红，苔黄。

泡脚良方

◎ 瓜蒌薤白丹参方

【药物组成】全瓜蒌30克，薤白15克，丹参20克，法半夏10克，枳壳 10 克，陈皮 10 克，石菖蒲 10 克，茯苓 10 克。

【制　　法】将上述诸药择净，放入药罐中，清水浸泡 20 分钟，加入水 1500 毫升煎汤，煮沸 20 分钟后去渣取汁，倒入泡脚盆中加入适量开水。

【用　　法】待温度适宜后洗泡双脚。每次 30 分钟，每日 2 次，每日 1 剂，连续 40 日为 1 个疗程。

【功效主治】祛痰化浊，疏肝降脂。适用于痰浊阻滞所致的高脂血症。

◎ 山楂首乌方

【药物组成】山楂 25 克，何首乌 25 克，丹参 20 克，枳壳 15 克，泽泻 20 克。

【制　　法】将上述诸药择净，放入药罐中，清水浸泡 20 分钟，加入水 1500 毫升煎汤，煮沸 20 分钟后去渣取汁，倒入泡脚盆中加入适量开水。

【用　　法】待温度适宜后洗泡双脚。每次 30 分钟，每晚 1 次，每日 1 剂，连续 10 日为 1 个疗程。

【功效主治】活血利湿，降脂减肥。适用于气滞血瘀型高脂血症。

◎ 荷叶菖蒲方

【药物组成】荷叶 50 克，石菖蒲 40 克，川牛膝 24 克，天麻 20 克，白芷 5 克。

【制　　法】将上述诸药择净，放入药罐中，清水浸泡 20 分钟，加入水 1500 毫升煎汤，煮沸 20 分钟后去渣取汁，倒入泡脚盆中。

【用　　法】待温度适宜后洗泡双脚。每次 30 分钟，每日 2 次，每日 1 剂，连续 20 天为 1 个疗程。

【功效主治】化痰降浊，利窍降脂。适用于肝阳上亢型高脂血症。

◎ **山楂枸杞汤**

【**药物组成**】山楂 30 克，枸杞子 30 克，熟地黄 20 克，决明子 15 克，泽泻 15 克，菊花 9 克。

【**制　　法**】将上述诸药择净，放入药罐中，加清水 2000 毫升浸泡 20 分钟，煮沸 20 分钟后去渣取汁，倒入泡脚盆中。

【**用　　法**】待温度适宜后泡脚。早晚各 1 次，每次 30 分钟，每日换药 1 剂，10 日为 1 个疗程。

【**功效主治**】滋补肝肾，清火，降脂。适用于肝肾阴虚型高脂血症。

◎ **花生壳汤**

【**药物组成**】花生壳 200 克。

【**制　　法**】将花生壳择净捣碎，放入药罐中，加清水 2000 毫升浸泡 20 分钟，煮沸 20 分钟后去渣取汁，倒入泡脚盆中。

【**用　　法**】待温度适宜后泡脚。早晚各 1 次，每次 30 分钟，每日换药 1 剂，10 日为 1 个疗程。

【**功效主治**】利湿降脂。适用于各型高脂血症。

♥ **温馨提示**

（1）加强运动，坚持锻炼身体。

（2）多吃蔬菜、水果，减少动物性脂肪的摄入，多吃香菇、番茄、苹果、玉米等降脂的食物。

二十三、肥胖症

肥胖症是一种慢性病，是指人体内脂肪堆积过多，明显超过正常人的平均量。肥胖症可始于任何年龄，但以 40～50 岁女性多见。一般而言，超过标准体重的 10%，称为过重；超过标准体重的 20%～30%，称为轻度肥胖；超过标准体重的 30% ~ 50%，称为中度肥胖；超过标准体重 50% 为重度肥胖。

目前医学界认为，引起肥胖的原因大致有两类：一类是病理性肥胖，主要是因为内分泌失调，体内脂肪代谢障碍，脂肪积而不"化"；另一类是生理性肥胖，主要是因为饮食失控，营养摄入失衡，致使体内脂肪过量堆积。

临床表现

由于患者肥胖程度不同，表现亦各异，轻度肥胖者一般无任何症状，中度和重度肥胖者有行动缓慢、易感疲劳、气促、负重关节酸痛或易出现退行性病变。男性可有阳痿，妇女可有月经量减少、闭经，常有腰酸、关节疼痛等症状。肥胖症易伴高血压、冠状动脉粥样硬化性心脏病、痛风、动脉硬化、糖尿病、胆石症等。

泡脚良方

◎ 冬瓜皮方

【药物组成】冬瓜皮 200 克，何首乌 50 克，槐角 30 克。

【制　　法】将上药加清水 2000 毫升，煮沸后澄出药液倒入盆中。

【用　　法】先熏蒸，待温度适宜时浸泡双脚，每天 2 次，每次 30 分钟，每日 1 剂，15 天为一个疗程。

【功效主治】利水消肿，降脂提神。适用于肥胖症患者。

◎ 茯苓泽泻方

【药物组成】茯苓 30 克，泽泻 30 克。

【制　　法】将上药择净，放入药罐内，加适量清水，浸泡 5 ~ 10 分钟后，水煎取汁，放入浴盆中。

【用　　法】待温时泡脚。每日 2 次，每次 10 ~ 30 分钟,2 日 1 剂。30 天为 1 个疗程，连用 3 ~ 5 个疗程。

【功效主治】健脾利湿。适用于单纯性肥胖症。

◎ 白萝卜方

【药物组成】白萝卜 500 克，黄瓜 300 克，韭菜 200 克。

【制　　法】将上药加清水 2000 毫升，煎煮至 1500 毫升时澄出药液，倒入盆中。

【用　　法】先熏蒸双脚，待温度适宜时泡洗双脚，每晚临睡前泡洗 1 次，每次 40 分钟，每日 1 剂，20 天为 1 个疗程。

【功效主治】促进代谢。适用于肥胖症患者。

♥ 温馨提示

（1）要注意饮食方面的调节，进食速度要减慢。

（2）多参加适当的体力活动和适合自身的体育锻炼。

（3）改正不良的饮食及生活习惯。

二十四、糖尿病

糖尿病又称消渴症，是常见的内分泌代谢病之一，是一种由胰岛素相对分泌不足或胰高血糖素不适当地分泌过多而引起的，以糖代谢紊乱、血糖增高为主要特征的全身慢性代谢性疾病。临床上有原发性和继发性，胰岛素依赖型与非胰岛素依赖型的分型。其主要特征为高血糖或糖尿，临床表现为"三多一少"（多饮、多食、多尿、体重减少）症状，糖尿病（血糖）一旦控制不好会引发糖尿病并发症，导致肾、眼、足等部位的衰竭病变，且无法治愈。

中医学认为，糖尿病属于"消渴"范畴，而"消渴"的病因病机多为先天禀赋不足、脏腑柔弱或后天失养、情志失调、饮食不节、劳逸失衡、气滞血瘀等导致的阴津亏损、燥热偏胜。根据其表现程度的轻重不同，又有上、中、下三消之分。以肺燥为主，多饮症状较突出者，称为"上消"；以胃热为主，多食症状突出者，称为"中消"；以肾虚为主，多尿症状突出者，称为"下消"。

临床表现

糖尿病典型的症状表现为多饮、多食、多尿、疲乏、消瘦、失水，严重时可并发酮症酸中毒、昏迷等症状。中医学将糖尿病分为以下几种类型。

（1）肺热津伤型： 以口渴多饮为主，并伴有口干舌燥，随饮随渴，尿频量多，舌红少津，苔薄黄而干等。

（2）胃热炽盛型： 以多食易饥为主，且伴有口渴、尿多、形体消瘦、大便燥结、舌红苔黄等。

（3）肾阴亏损型： 以尿频量多为主，并伴有尿浊如脂膏，或尿有甜味，腰膝酸软，乏力，头晕，耳鸣，口唇干燥，大便干结，皮肤瘙痒，舌红，少苔等。

（4）阴阳两虚型： 尿频、量多且混浊如脂膏，同时伴有腰膝酸软，畏寒怕冷，形体消瘦，四肢欠温，面容憔悴，舌淡苔白而干等。

泡脚良方

◎ 苦瓜罗汉果皮方

【药物组成】苦瓜200克（干品100克），罗汉果皮60克。

【制　　法】将上述诸药择净，放入药罐中，清水浸泡20分钟，加入水1500毫升煎汤，煮沸20分钟后去渣取汁，倒入泡脚盆中加入适量热水。

【用　　法】待温度适宜后洗泡双脚。每次30分钟，每日1次，每日1剂，连续15日为1个疗程。

【功效主治】益气养阴，生津止渴。适用于肺热津伤所致的糖尿病。

◎ 石膏地黄方

【药物组成】石膏 30 克，熟地黄 24 克，麦冬 9 克，牛膝 9 克，知母 6 克，黄连 6 克，山栀子 6 克。

【制　法】将上述诸药择净，放入药罐中，清水浸泡 20 分钟，加入水 1500 毫升煎汤，煮沸 20 分钟后去渣取汁，倒入泡脚盆中加入适量热水。

【用　法】待温度适宜后洗泡双脚。每次 30 分钟，每日 2 次，每日 1 剂，连续 7 ~ 10 日为 1 个疗程。

【功效主治】清胃泻火，养阴增液。适用于胃热炽盛所致的糖尿病。

◎ 六味地黄方（一）

【药物组成】熟地黄 24 克，山萸肉 12 克，怀山药 12 克，牡丹皮 9 克，泽泻 9 克，茯苓 9 克。

【制　法】将上述诸药择净，放入药罐中，清水浸泡 20 分钟，加入水 1500 毫升煎汤，煮沸 20 分钟后去渣取汁，倒入泡脚盆中加入适量热水。

【用　法】待温度适宜后洗泡双脚。每次 30 分钟，每日 2 次，每日 1 剂，7 日为 1 个疗程，连续 2 个疗程。

【功效主治】滋阴补肾，润燥止渴。适用于肾阴亏损所致的糖尿病。

◎ 银花丹参方

【药物组成】金银花 20 克，紫丹参 30 克，乳香 15 克，没药 15 克。

【制　法】将上 4 药入锅中，加水适量，煎煮 20 分钟，去渣取汁，与 3000 毫升开水同入泡脚桶中。

【用　法】先熏蒸，待药温降至 40℃左右时泡洗双脚，每次 40 分钟，每日 1 剂，20 天为 1 个疗程。

【功效主治】清热生津，活血止痛。适用于阴阳两虚型糖尿病，及早期下肢疼痛跛行者。

◎ 黄芪桂枝牛膝方

【药物组成】生黄芪30克，桂枝50克，川牛膝40克，川芎15克。

【制　　法】将上4药入锅中，加水适量，煎煮20分钟，去渣取汁，与3000毫升开水同入泡脚桶中。

【用　　法】先熏蒸，待药温降至40℃左右时泡洗双脚，每次40分钟，每日1剂，20天为1个疗程。

【功效主治】活血通络，行气止痛。适用于阴阳两虚型糖尿病，及早期下肢疼痛，感觉异常者。

◎ 皂刺伸筋草方

【药物组成】皂角刺30克，伸筋草10克，苏木10克，川乌10克，草乌10克，穿山甲10克。

【制　　法】将上药加清水适量，煎煮30分钟，去渣取汁，与2000毫升开水一起倒入盆中。

【用　　法】先熏蒸，待温度适宜时泡洗双脚，每天2次，每次熏泡40分钟，每日1剂，14天为1个疗程。

【功效主治】清热解毒，燥湿止痛。适用于阴阳两虚型糖尿病，及足部溃疡、疼痛者。

◎ 玉米须山药汤

【药物组成】玉米须100克，黄芪20克，山药20克。

【制　　法】将上药放入药罐中，加清水2000毫升浸泡20分钟，煮沸20分钟后去渣取汁。

【用　　法】待温后泡脚。早晚各1次，每次30分钟，每日换药1剂，7日为1个疗程。

【功效主治】益气养阴。适用于肾阴亏损型糖尿病初期，症见心烦、口干。

◎ 柚子皮玉米须方

【药物组成】鲜柚子皮 200 克，玉米须 100 克。

【制　　法】将上药入锅中，加水适量，煎 40 分钟，去渣取汁，倒入盆中。

【用　　法】先熏蒸，待药温降至 40℃左右时，再浸泡双脚 30 ～ 40 分钟，每天 1 次，每日 1 剂，15 天为 1 个疗程。

【功效主治】清热，生津，降糖。适用于各种类型的糖尿病。

❤ 温馨提示

（1）坚持有规律的生活习惯，时刻注意自己的体重，适当参加体育锻炼，防止肥胖，但不得过劳。

（2）饮食应清淡，多吃新鲜蔬菜、水果，控制糖、盐的摄入，忌食肥甘厚味。戒烟。

（3）避免精神紧张，保持皮肤清洁，预防各种感染。

二十五、甲状腺功能亢进症

甲状腺功能亢进症简称"甲亢"，是甲状腺分泌甲状腺激素过多所致的内分泌疾病。本病以 20 ～ 40 岁多见，男女患者之比为 1∶4。本病早期症状较轻，可有烦躁易怒、心悸、乏力、体重减轻等表现。典型表现有甲状腺轻度或中度肿大、心悸、怕热多汗、性情急躁、情绪不稳定、坐立不安、失眠、紧张、神疲乏力、食欲亢进而体重减轻、手抖、突眼、心率加快。足部药浴对弥漫性甲状腺肿（或弥漫性甲状腺肿伴甲亢）有较好疗效。

中医将甲亢归属于"瘿气"范畴，认为七情内伤、禀赋不足是导致本病发生的主要原因。

临床表现

甲亢的主要临床症状有甲状腺肿大、食欲亢进、体重减轻、心动过速、情绪容易激动、出汗、怕热、手抖、耳鸣、突眼等。若甲亢症状长期得不到有效控制，可导致甲亢性心肌病等并发症。

泡脚良方

◎ 土茯苓栀子方

【药物组成】土茯苓 30 克，栀子 15 克，川芎 15 克，柴胡 10 克。

【制　　法】将以上 4 味药同入锅，加水适量，煎煮 30 分钟，去渣取汁，与 40℃左右的温水同入泡脚桶中。

【用　　法】泡脚 30 分钟，每天 1 次，每日 1 剂,15 天为 1 个疗程。

【功效主治】清肝泻火，散结消肿。适用于各种甲状腺功能亢进症。

◎ 黄药子丹皮方

【药物组成】黄药子 30 克，夏枯草 30 克，牡丹皮 15 克，当归尾 10 克。

【制　　法】将以上 4 味药同入锅，加水适量，煎煮 30 分钟，去渣取汁，与 40℃左右的温水同入泡脚桶中。

【用　　法】泡脚 30 分钟。每日 1 次，每日 1 剂,15 天为 1 个疗程。

【功效主治】散结消肿，凉血化瘀。适用于各种类型的甲状腺功能亢进症。

◎ 黄药子玄参方

【药物组成】黄药子 40 克，玄参 30 克，牡蛎 50 克，山栀 20 克。

【制　　法】将以上 4 味药同入锅中，加水适量，煎煮 30 分钟，去渣取汁，与 3000 毫升 50℃左右的温水同入泡脚桶中。

【用　　法】泡脚 30 分钟，每晚 1 次，每日 1 剂,10 天为 1 个疗程。

【功效主治】滋阴清热，化痰散结。适用于各类甲状腺功能亢进症。

◎ 夏枯草海藻方

【药物组成】夏枯草 60 克，海藻 50 克，生地黄 20 克，赤芍 30 克。

【制　　法】将以上 4 味药同入锅中，加水适量，煎煮 30 分钟，去渣取汁，与 3000 毫升 50℃左右的温水同入泡脚桶中。

【用　　法】泡脚 30 分钟，每晚 1 次，每日 1 剂，10 天为 1 个疗程。

【功效主治】清热凉血，消炎退肿。适用于甲状腺功能亢进，症见甲状腺肿大、筋骨疼痛、痰多目赤。

♥ 温馨提示

（1）甲亢治疗应以药物等综合疗法为主，辅以足部按摩效果会更好。即使症状减轻或消失，仍应继续服药，以免复发。

（2）甲亢患者应注意饮食营养，合理膳食，多食新鲜蔬菜。应适当补充营养物质如糖、蛋白质、B 族维生素和维生素 C 及矿物质，尤其应注意钾、钙、磷等微量元素的补充。少吃或不吃能促使肿大的甲状腺组织更加硬化难消的食物。治疗期间，忌食辛辣等刺激性食品。

（3）甲亢患者平时应注意锻炼身体，调节情志。练习简化太极拳或强壮功对甲亢治疗有帮助。

（4）甲亢患者应戒烟酒，忌浓茶或咖啡，以避免代谢加快、产生兴奋，加重甲亢症状。

（5）甲亢患者要保持精神愉快，避免情绪激动，保证适当休息。

二十六、血小板减少性紫癜

血小板减少性紫癜是指无明显外源性病因引起的外周血小板减少，属中医"血证""发斑""肌衄""葡萄疫""紫斑"等病证范畴，可由热盛、阴虚、气虚或瘀血等原因引起。其特点是自发性出血，血小板减少，出血时间延长和血块收缩不良。本病分为急性型和慢性型两类。急性型常为自限性，多见于儿童，无性别差异，冬春两季易发病；慢性型多见于成人，以青年女性常见，女性发病率为男性的 3 ～ 4 倍。一般将病情迁延半年以上不愈或时而复发的病例称为慢性型。足部药浴有辅助治疗作用。

临床表现

血小板减少性紫癜表现为自发性皮肤瘀点和瘀斑，鼻出血和牙龈出血，口腔黏膜及舌出现紫血疱。慢性患者多以某一部位的反复出血为特征，往往导致贫血。应积极寻找发病原因，去祛除病因。

泡脚良方

◎ 白茅根马兰头方

【药物组成】白茅根 100 克，马兰头 80 克，鲜小蓟 60 克。

【制　　法】将以上 3 味药洗净，切碎同入锅中，加水适量，煎煮30 分钟，去渣取汁，与 3000 毫升温开水同入泡脚桶中。

【用　　法】浸泡双脚，药浴温度不宜过高，以保持在 30 ～ 40℃为宜。每日 1 ～ 2 次，每次 20 分钟，每日 1 剂，15 天为 1 个疗程。

【功效主治】祛瘀消肿，凉血止血。适用于血小板减少性紫癜，症见衄血、吐血、尿血热淋、口干烦渴、寒热紫癜。

◎ 生地丹皮方（一）

【药物组成】生地黄 20 克，牡丹皮 15 克，鲜藕节 100 克。

【制　　法】将以上 3 味药洗净、切碎，同入锅中，加水适量，煎煮 30 分钟，去渣取汁，与 3000 毫升温开水同入泡脚桶中。

【用　　法】浸泡双脚，药浴温度不宜过高，以保持在 30 ～ 40℃为宜。每日 1 ～ 2 次，每次 20 分钟，每日 1 剂，15 天为 1 个疗程。

【功效主治】滋阴凉血，清热止血。适用于各种血小板减少性紫癜，对癜部鲜红、伴鼻出血、牙龈出血、心烦、大便干结者尤为适宜。

◎ 仙鹤草旱莲草方

【药物组成】仙鹤草 50 克，旱莲草 40 克，苋菜 100 克。

【制　　法】将以上 3 味药洗净、切碎，同入锅中，加水适量，煎煮 30 分钟，去渣取汁，与 3000 毫升温开水同入泡脚桶中。

【用　　法】浸泡双脚，药浴温度不宜过高，以保持在 30 ～ 40℃为宜。每日 1 ～ 2 次，每次 20 分钟，每日 1 剂，15 天为 1 个疗程。

【功效主治】滋阴养血，止血祛斑。适用于各种血小板减少性紫癜。

◎ 土大黄藕节方

【药物组成】土大黄 100 克，藕节 150 克，紫珠草 30 克。

【制　　法】将以上 3 味药洗净、切碎，同入锅中，加水适量，煎煮 30 分钟，去渣取汁，与 3000 毫升温开水同入泡脚桶中。

【用　　法】浸泡双脚，药浴温度不宜过高，以保持在 30 ～ 40℃为宜。每日 1 ～ 2 次，每次 20 分钟，每日 1 剂，15 天为 1 个疗程。

【功效主治】清热解毒，散瘀止血。适用于血小板减少性紫癜，症见皮肤瘀斑、口鼻出血、烦热、大便不通。

♥ 温馨提示

（1）注意饮食均衡，应食用营养且易消化的食物，忌食辛辣刺激生火的食物。

（2）劳逸结合，避免劳累，注意休息。避免外伤。

二十七、贫血

通常所说的贫血是指缺铁性贫血，是指循环血液单位容积内血红蛋白量、红细胞数和红细胞压积低于正常值的病理状态。形成贫血的主要原因为造血功能不良、溶血性贫血、急慢性失血、久病体虚、饮食不节等。本病为全球性疾病，男女老少均可罹患，以婴幼儿和育龄期妇女多见。

临床表现

贫血初期无明显临床表现，随着病情的进展，各种贫血症状可相继出现，如头晕、乏力、易倦、耳鸣、眼花、记忆力减退、面色苍白等贫血症状及导致缺铁的原发性疾病的表现。重者可见眩晕，昏厥，活动后心悸、气短，舌淡，食欲不振，面色苍白，恶心呕吐，毛发干燥、脱落等表现，还可出现组织缺铁的症状。儿童长期贫血会影响其生长发育。

泡脚良方

◎ 五加皮方

【药物组成】五加皮30克。

【制　　法】将上药中加清水适量，浸泡5～10分钟后水煎取汁，放入浴盆中，待温时泡脚。

【用　　法】每日2次，每次30分钟，1日1剂。30天为1个疗程，连用3～5个疗程。

【功效主治】补肾壮骨。适用于缺铁性贫血所致的手足麻木、腰膝酸软、头晕目眩等。

◎ 参芪补血方

【药物组成】党参15克，黄芪15克，白芍15克，附片10克，何首乌10克。

【制　　法】将上药择净，放入药罐内，加清水适量浸泡5～10分钟后水煎取汁，放入浴盆中。

【用　　法】待温时泡脚，每日2次，每次30分钟，2日1剂。30

天为 1 个疗程，连用 3 ~ 5 个疗程。

【功效主治】温中健脾。适用于缺铁性贫血所致的肢软乏力、四肢不温、失眠多梦。

◎ 当归鸡血藤方

【药物组成】当归 20 克，鸡血藤 30 克，川芎 15 克。

【制　　法】将上药放入锅中，加水适量，煎 40 分钟，去渣取汁，倒入盆中。

【用　　法】先熏蒸，待药温降至 40℃左右时，再浸泡双脚 30 ~ 40 分钟，每天 1 次，每日 1 剂，15 天为 1 个疗程。

【功效主治】补血养血。适用于各种类型的贫血。

◎ 制首乌仙鹤草方

【药物组成】制何首乌 30 克，仙鹤草 40 克，皂矾 60 克。

【制　　法】将上药放入锅中，加水适量，煎 40 分钟，去渣取汁，倒入盆中。

【用　　法】先熏蒸，待药温降至 40℃左右时，再浸泡双脚 30 ~ 40 分钟，每天 1 次，每日 1 剂，15 天为 1 个疗程。

【功效主治】补血养血。适用于各种类型的贫血。

♥ 温馨提示

（1）患者应加强营养，多吃一些含铁及蛋白质较多的食物，如绿色蔬菜、精瘦肉、大豆、动物肝脏等。

（2）忌食辛辣、生冷不易消化的食物，严禁暴饮暴食。

（3）生活要规律，注意身体保暖。

（4）劳逸结合，进行适当的体育活动。

第二节　外科常见疾病的泡脚良方

一、痔疮

痔疮是人体直肠末端黏膜下和肛管皮肤下静脉丛发生扩大和曲张所形成的柔软静脉团，又名痔、痔核、痔疾等，是最常见的肛门疾病，俗有"十人九痔"之说。医学上所指的痔疮包括内痔、外痔、混合痔。中医学认为，本病多因久坐、久立、负重远行或饮食失调、嗜食辛辣肥甘、泻痢日久、劳倦过度等导致气血运行不畅，络脉瘀阻，蕴生湿热而引发。

临床表现

（1）**内痔**：位于齿线以上，是直肠上静脉丛的曲张静脉团块。临床常见的症状有便血、肛门脱出、便秘、分泌黏液、伴肿胀疼痛等。肛门检查可见齿线以上有隆起物，色紫红，质软。

（2）**外痔**：位于齿线以下，是直肠下静脉丛的曲张静脉团块。临床常见的症状有肛门不洁及异物感，一般不出血，无肿胀、疼痛感，肛缘出现隆起物。临床可分为结缔组织外痔、炎性外痔、血栓外痔和静脉曲张性外痔4种。肛门检查可见齿线以下有赘生皮瓣，大小不一，表面光滑，一般不痛。

（3）**混合痔**：位于齿线上下，互相贯通，是直肠上下静脉的曲张静脉团块，兼有内痔和外痔的特征。

泡脚良方

◎ 地锦草马齿苋方

【**药物组成**】地锦草250克（干品100克），马齿苋200克（干品80克），白茅根300克（干品150克）。

【**制　　法**】将上药洗净后同入锅中，加水适量，煎煮30分钟，去渣取汁，与3000毫升开水同入泡脚桶中。

【用　　法】先熏蒸肛门，后泡脚。每次 30 分钟，每晚 1 次，每日 1 剂，5 天为 1 个疗程。

【功效主治】清热，凉血止血。适用于痔疮便血。

◎ 地榆鸡冠花方

【药物组成】地榆 50 克，红鸡冠花 50 克，生大黄 20 克。

【制　　法】将上药加清水适量，煎煮 30 分钟，去渣取汁，与 2000 毫升开水一起倒入盆中。

【用　　法】先熏蒸肛门，待温度适宜时泡洗双脚，每天早、晚各 1 次，每次熏泡 40 分钟，每日 1 剂，10 天为 1 个疗程。

【功效主治】凉血止血，消肿敛疮。适用于痔疮出血。

◎ 苦菜仙人掌方

【药物组成】苦菜 50 克（干品 30 克），仙人掌 100 克，灰灰菜 200 克（干品 100 克），蕨菜 200 克（干品 100 克）。

【制　　法】将上药洗净，切碎后同入锅中，加水适量，煎煮 30 分钟，去渣取汁，与 3000 毫升开水同入泡脚桶中。

【用　　法】先熏蒸肛门，后泡脚。每次 30 分钟，每晚 1 次，每日 1 剂，5 天为 1 个疗程。

【功效主治】清热，凉血止血。适用于痔疮便血。

◎ 夏枯草大黄汤

【药物组成】夏枯草 30 克，大黄 30 克，桃仁 30 克，黄连 30 克，红花 20 克，芒硝 20 克。

【制　　法】将夏枯草、大黄、桃仁、黄连、红花择净，放入药罐中，清水浸泡 20 分钟，加水 2000 毫升煎汤，煮沸 20 分钟后去渣取汁，加入芒硝，溶化后搅匀。

【用　　法】先熏洗、坐浴 20 分钟，再将药液加温后泡脚，每次 30 分钟。每日早、晚各 1 次，每日换药 1 剂，7 天为 1 个疗程。

【功效主治】清热凉血，解毒生津。适用于内痔外脱、肛门水肿疼痛及血栓性外痔。

◎ 槐根汤

【药物组成】槐根 50 克。

【制　　法】将上药放入锅中，加水适量，先浸泡 5 ~ 10 分钟，再煎煮 30 分钟，去渣取汁，倒入泡脚盆中。

【用　　法】待药温降到 40℃时，先坐浴，再浸泡双脚 20 ~ 30 分钟，每天 1 次，每日 1 剂。

【功效主治】清热凉血，解毒消肿。适用于外痔肿痛。

◎ 苍术黄柏方

【药物组成】苍术 30 克，黄柏 20 克，蒲公英 50 克。

【制　　法】将上药洗净后同入锅中，加水适量，煎煮 30 分钟，去渣取汁，与 3000 毫升开水同入泡脚桶中。

【用　　法】先熏蒸肛门，后泡脚。每次 30 分钟，每晚 1 次，每日 1 剂，5 天为 1 个疗程。

【功效主治】清热解毒，凉血活血。适用于痔疮肛门肿痛。

◎ 桃仁活血方

【药物组成】桃仁 20 克，路路通 20 克，红花 20 克，丹参 20 克，牛膝 20 克，川楝子 20 克，延胡索 20 克，皂角刺 30 克，五倍子 30 克，枯矾 20 克，朴硝 20 克。

【制　　法】将上药（除枯矾、朴硝外）择净，放入药罐中，加清水适量，浸泡 5 ~ 10 分钟后，水煎取汁，放入浴盆中，纳入枯矾、朴硝溶化。

【用　　法】待温时坐浴，然后将药液加热泡脚。每日 2 ~ 3 次，每次 10 ~ 30 分钟，每日 1 剂，连续 7 ~ 10 天。

【功效主治】活血通络，解毒止痛。适用于内痔嵌顿。

◎ 地榆黄柏汤

【药物组成】地榆 50 克，大黄 30 克，当归 30 克，黄柏 20 克，芒硝 50 克。

【制　　法】将地榆、大黄、当归、黄柏择净，放入药罐中，加水2000 毫升，先浸泡 20 分钟，再煮沸煎汤 20 分钟，去渣取汁，加入芒硝溶化后搅匀。

【用　　法】先熏洗、坐浴 20 分钟。再将药液加温后泡脚，每次30 分钟。每日早晚各 1 次，每日换药 1 剂，7 日为 1 个疗程。

【功效主治】清热凉血，解毒生津。适用于内痔外脱、肛门水肿疼痛及血栓性外痔。

◎ 马齿苋方

【药物组成】马齿苋 30 克，生明矾 2 克，生大黄 2 克，五倍子 15 克。

【制　　法】将上药择净，放入药罐中，加清水适量，浸泡 5 ～ 10分钟后，水煎取汁，放入浴盆中。

【用　　法】待温时坐浴，同时泡脚。每日 2 ～ 3 次，每次 10 ～ 30分钟，每日 1 剂，连续 7 ～ 10 天。

【功效主治】清热解毒。适用于二、三期内痔脱出，嵌顿引起肿胀疼痛或脱肛水肿者。

♥ 温馨提示

（1）避免劳累、久站负重。

（2）平时可常做提肛锻炼。经常参加体育锻炼有益于人体血液循环，还可以调和气血，促进胃肠蠕动，改善盆腔充血，防止大便秘结，预防痔疮。

（3）养成定时排便的习惯，这对预防痔疮的发生有着极其重要的作用。

（4）多吃水果蔬菜，保持大便通畅。少食辛辣刺激的食物，戒烟酒。

二、颈椎病

颈椎病又称颈椎综合征，是指颈椎及其周围软组织发生病理改变，导致颈神经根、颈部脊髓、椎动脉及交感神经受到压迫或刺激而引起的综合征候群。本病好发于 40 岁以上的成年人，无论男女皆可发病，是临床常见病、多发病。

颈椎病多因身体虚弱、年老正虚、肾虚精亏、气血不足、经气不利、濡养欠乏，瘀血等病理产物积聚，而导致经络不通、筋骨不利而发病。本病与患者的日常生活状态有密切关系，若颈部经常处于前屈状态，如写字、打字、缝纫、刺绣、久坐办公室等易发病。如能坚持每天泡脚和足部按摩，大多数患者会收到很好的疗效。

临床表现

颈椎病发病时患者颈部活动受限，做颈部旋转活动时可引起眩晕、恶心或心慌等症状；头颈、肩臂麻木疼痛，重者肢体酸软乏力，甚则大小便失禁、瘫痪；部分患者可有头晕、耳鸣、耳痛、握力减弱及肌肉萎缩等。

（1）**颈型颈椎病**：突出表现为颈项疼痛，它是颈椎病最常见且首发的症状。

（2）**神经根型颈椎病**：疼痛由颈向肩、臂及手放射，颈向病侧屈曲、后伸或咳嗽、打喷嚏用力等时，皆可使疼痛加剧；平卧或头向上牵引时，疼痛减轻。多数患者有患侧上肢沉重无力、麻木或虫爬等异常感觉。

（3）**脊髓型颈椎病**：表现为一侧或双侧下肢步态笨拙不稳，手的精细动作受限，最后发展为痉挛性瘫痪。

（4）**椎动脉型颈椎病**：表现为头痛，头晕，昏厥，共济失调，步态不稳，复视，眼球震颤，面部麻木，吞咽困难等。以上症状可因颈部活动，特别是后仰或转头动作而引起或加剧。

（5）**交感神经型颈椎病**：表现为颈肩痛，头痛，枕部痛，头晕，头胀，视物模糊，眼发涩或流泪，双侧瞳孔或睑裂大小不等，眼窝部胀痛，耳鸣耳聋，一侧面部无汗或多汗，手麻木、肿、发凉，心律不齐，心动过速或过缓等。

泡脚良方

◎ 辣椒天麻方

【药物组成】尖头辣椒 60 克，鸡血藤 30 克，天麻 20 克，白酒 50 毫升。

【制　　法】将前 3 药入锅中，加入适量的水，煮沸去渣取汁，加入白酒，倒入泡脚器中。

【用　　法】待药温降至 40℃左右时，先熏洗，再泡脚 30 分钟，每天 1 次，每天 1 剂，连续用 10 天。

【功效主治】祛风散寒，舒筋通络。适用于颈椎病。

◎ 生草乌细辛方

【药物组成】生草乌 30 克，细辛 30 克，洋金花 20 克，冰片 25 克。

【制　　法】将生草乌、细辛、洋金花放入锅中，加清水 2000 毫升，煎至水剩 1500 毫升时，澄出药液，倒入脚盆中，置入冰片。

【用　　法】先熏蒸，待温度适宜时泡洗双脚，每天 2 次，每次 40 分钟，每日 1 剂，中病即止。

【功效主治】祛风散寒，通络止痛。适用于颈椎病。

◎ 葛根桃红方

【药物组成】葛根 30 克，桃仁 20 克，红花 20 克，伸筋草 30 克，鸡血藤 20 克，桑枝 20 克。

【制　　法】将上药同入锅中，加入适量的水，煮沸去渣取汁，倒入泡脚器中。

【用　　法】待药温降至 40℃左右时，先熏洗，再泡脚 30 分钟，每天 1 次，每天 1 剂，连续用 10 天。

【功效主治】活血化瘀，温通经络。适用于颈椎病。

◎ 鸡血藤方

【药物组成】鸡血藤 50 克，川牛膝 30 克，葛根 30 克，赤芍 30 克，地龙 20 克，全蝎 20 克。

【制　　法】将上药加清水适量，煎煮 30 分钟，去渣取汁，与 2000 毫升开水一起倒入盆中。

【用　　法】先熏蒸擦洗患处，待温度适宜时泡洗双脚，每天早、晚各 1 次，每次熏泡 40 分钟，每日 1 剂，10 天为 1 个疗程。

【功效主治】活血化瘀，通经止痛。适用于颈椎病。

◎ 当归方

【药物组成】当归 30 克，川芎 20 克，红花 20 克，刘寄奴 20 克，路路通 20 克，桑枝 15 克，白芥子 15 克。

【制　　法】将上药加清水适量，煎煮 30 分钟，去渣取汁，与 2000 毫升开水一起倒入盆中。

【用　　法】先熏蒸，待温度适宜时泡洗双脚，每天 2 次，每次熏泡 40 分钟，每日 1 剂，中病即止。

【功效主治】活血化瘀，行气通络，除湿涤痰。适用于颈椎病。

♥ 温馨提示

（1）经常做颈项活动，锻炼颈部，以减轻肌肉紧张度。

（2）低头工作不宜过久，要避免不正确的体位，如躺在床上看电视等。

（3）避免头顶或手持重物，避免和减少急性损伤。

（4）睡觉时不可俯睡，枕头不宜过高、过低或过硬，并注意颈部保暖。

（5）防风寒、潮湿，避免午夜、凌晨洗澡而受风寒。

三、肩关节周围炎

肩关节周围炎简称肩周炎，是肩部关节囊、关节周围软组织的损伤性退变而引起的一种慢性炎症性疾患，又称"五十肩""漏风肩"或"冻结肩"。是以肩关节疼痛和功能障碍为主要症状的常见病症。本病好发于 50 岁左右的中青年，且女性发病率略高于男性，多见于体力劳动者。

中医学认为，本病的发生是由于肝肾亏损、气血虚弱、血不荣筋，或外伤后遗、痰浊瘀阻、复感风寒湿邪，使气血凝滞不畅，筋脉拘挛而致。本病的早期治疗非常重要。

临床表现

本病早期多为肩部酸楚疼痛，呈阵发性，常因天气变化或劳累诱发；逐渐发展为持续性酸楚疼痛，且可引起剧烈疼痛，并向颈部、上臂、前臂放射，以致肩关节运动障碍日渐加重，甚则肩峰突起、上举不便，不能做梳头、脱衣、洗脸等动作；夜间可因翻身移动肩部而痛醒，肩部肌肉可有痉挛或萎缩等现象，进而引起整个肩关节僵直、活动困难，疼痛可影响夜间睡眠。本病在肩部周围有广泛压痛点，肩关节主动和被动上举、后伸、内收、外展、内旋等动作受限制，病程由数月可达数年之久，虽然部分患者可自行痊愈，但因病程长可致肩部肌肉萎缩，甚至后遗肩关节强直。

泡脚良方

◎ 二藤川芎方

【药物组成】海风藤 60 克，络石藤 50 克，川芎 20 克，羌活 20 克，防风 15 克，当归 10 克。

【制　　法】将上 6 药入锅中，加入适量的水，煮沸后去渣取汁，倒入泡脚器中。

【用　　法】待药温降至 40℃左右时，泡脚 30 分钟，用布包药渣热熨患处，每天1次，每次1剂，连续用7天。

【功效主治】疏风活血，通络止痛。适用于风寒阻络型肩周炎。

◎ 桂枝威灵仙方

【药物组成】桂枝70克，威灵仙60克，桑枝50克，川芎20克，当归15克。

【制　　法】将上5药入锅中，加入适量的水，煮沸后去渣取汁，倒入泡脚器中。

【用　　法】待药温降至40℃左右时，泡脚30分钟，用布包药渣热熨患处，每天1次，每次1剂，连续用7天。

【功效主治】疏风活血，通络止痛。适用于风寒阻络型肩周炎。

◎ 桂枝透骨伸筋方

【药物组成】桂枝30克，透骨草30克，伸筋草30克，艾叶50克。

【制　　法】将上药同入锅中，加入适量的水，煎沸10分钟，去渣取汁，倒入泡脚器中。

【用　　法】先熏洗患部，待药温降至40℃左右时，再泡脚15～30分钟，每晚1次，每日1剂，10次为1个疗程。

【功效主治】疏风活血，通络止痛。适用于寒凝阻络型肩周炎。

◎ 黄芪当归方（二）

【药物组成】黄芪50克，当归30克，桂枝20克，白芍20克，威灵仙20克，生姜20克，大枣10枚。

【制　　法】将上药加清水适量，浸泡20分钟，煎2次，每次30分钟，合并药液与1500毫升开水同入脚盆中。

【用　　法】趁热熏蒸，待温度适宜时泡洗双脚，每天2次，每次40分钟，每日1剂，10天为1个疗程。

【功效主治】补卫气，通经络，散寒湿。适用于寒湿阻络型肩周炎。

◎ 炒地龙方

【药物组成】炒地龙 50 克，红花 50 克，威灵仙 50 克，桃仁 50 克，五加皮 20 克，防己 20 克。

【制　　法】将上药加清水 2000 毫升，煎至 1500 毫升时取药液倒入盆中。

【用　　法】先熏蒸，待药液温度降至 40℃左右时，泡洗双脚，每次 30 分钟，每天 2 次，每日 1 剂，5 天为 1 个疗程。

【功效主治】舒经通络，祛瘀止痛，滑利关节。适用于瘀血阻络型肩周炎。

♥ 温馨提示

（1）坚持每天做肩部活动锻炼，如肩关节外展、上举及后伸等功能锻炼。加强体育锻炼是预防和治疗肩周炎的有效方法。

（2）治疗期间，避免提重物。

（3）注意肩部保暖，受凉常是肩周炎的诱发因素，中老年人更应重视保暖防寒，勿使肩部受凉。

（4）营养不良可导致体质虚弱，而体质虚弱又常导致肩周炎的发生。

四、风湿性关节炎

风湿性关节炎是一种常见的急性或慢性结缔组织炎症，可反复发作并累及心脏。临床以关节和肌肉游走性酸楚、重着、疼痛为特征。中医称本病为"三痹"，根据感邪不同及临床主要表现不同，又有"行痹""痛痹""着痹"的区别，其病机主要为风寒湿邪三气杂至，导致气血运行不畅，经络阻滞。

临床表现

本病主要症状为双膝关节和双肘关节疼痛、酸麻、沉重、活动障碍。局部有灼热感，或自觉灼热而触摸并不热，终致手不能抬、足不能行，生活不能自理。严重者可累及心脏。

泡脚良方

◎ 伸筋草秦艽方

【药物组成】伸筋草 30 克，秦艽 30 克，桑树根 30 克。

【制　　法】将上药加清水 2000 毫升，煎沸 10 分钟后，将药液倒入脚盆内。

【用　　法】先熏蒸患处，待温度适宜后浸泡双脚 30 分钟，每天 1 次，每日 1 剂，10 次为 1 个疗程。

【功效主治】舒筋活络，消肿止痛。适用于风湿性关节炎。

◎ 五枝方

【药物组成】椿树枝 100 克，柳树枝 100 克，桑树枝 100 克，榆树枝 100 克，槐树枝 100 克，透骨草 30 克。

【制　　法】将上药加清水 2000 毫升，煎至水剩 1500 毫升时，澄出药液，倒入脚盆中。

【用　　法】先熏蒸，待温度适宜时泡洗双脚，每晚临睡前泡洗 1 次，每次 40 分钟，每日 1 剂，20 天为 1 个疗程。

【功效主治】活血化瘀，通经透骨。适用于风湿性关节炎腰腿痛。

◎ 松甘灵仙方

【药物组成】松针 75 克，甘草 75 克，威灵仙 50 克。

【制　　法】将上药加清水适量，煎煮 30 分钟，去渣取汁，与 2000

毫升开水一起倒入盆中。

【用　　法】先熏蒸，待温度适宜时泡洗双脚，每天1次，每次熏泡40分钟，每日1剂，20天为1个疗程。

【功效主治】祛风止痛，散寒除湿。适用于风湿性关节炎，下肢冷痛不能行走者。

◎ **姜葱花椒方**

【药物组成】生姜60克，花椒60克，葱500克。

【制　　法】将上药加清水2000毫升，煎至水剩1500毫升时，澄出药液，倒入脚盆中。

【用　　法】先熏蒸患处，以患处出汗为度，待温度适宜时泡洗双脚，每晚临睡前泡洗1次，每次40分钟，每日1剂，20天为1个疗程。

【功效主治】杀菌解毒，温中散寒。适用于风湿性腰腿痛。

❤ **温馨提示**

（1）生活起居宜安定，有规律。注意保暖，以防受寒。

（2）保持平稳的心态，坚持锻炼身体。

（3）合理安排饮食时间，不宜吃寒性食物，注意饮食卫生。

五、腰痛

腰痛是指腰骶部肌肉、筋膜等软组织慢性损伤性疼痛，是以腰部一侧或两侧疼痛为主要症状的一种病症。腰痛常由外感风寒、风热或内科疾病及外伤引起。

腰痛有急性和慢性之分。急性腰痛多见于腰扭伤，多因身体负重时，物体重而体力不支，或动作不协调、姿势不正而引起；也可因倒水、转身、咳嗽、打喷嚏时突然发生。慢性腰痛多见于腰肌劳损、筋膜劳损、韧带劳损、第三横突综合征及梨状肌综合征等。

中医学认为，腰痛多由肾阳不足、寒凝带脉，或肝经湿热侵及带脉，经行之际阳虚气弱，以致带脉气结不通而出现疼痛；或冲任气血充盛，以致带脉壅滞，湿热滞留而疼痛。

临床表现

（1）**急性腰痛**：多为腰肌、筋膜、韧带等组织发生撕裂伤，局部出血，肌肉痉挛、疼痛。

（2）**慢性腰痛**：没有明显外伤史的腰部软组织损伤，腰痛多为隐痛，时轻时重，经常反复发作。临床表现为腰部屈伸、旋转受限，往往在咳嗽、深呼吸、大小便及遭受阴雨寒凉时加重，但休息后可减轻。腰部有明显压痛点。

泡脚良方

◎ 川乌附子汤

【药物组成】制川乌10克，制附子10克，麻黄10克，桂枝10克，细辛10克，干姜10克，甘草10克。

【制　　法】将上药择净，放入药罐中，加清水2000毫升浸泡20分钟，煮沸20分钟后去渣取汁。

【用　　法】待温浸泡双脚，早晚各1次，每日换药1剂，7天为1个疗程。

【功效主治】温阳祛风，活血止痛。适用于寒湿阻络型急性腰痛。

◎ 茜草大黄汤

【药物组成】茜草根35克，生大黄20克。

【制　　法】将上药择净，放入药罐中，加清水2000毫升浸泡20分钟，煮沸20分钟后去药袋。

【用　　法】待温度适宜后浸泡双脚，同时用药袋热熨、热敷腰部，每日早晚各 1 次，每日换药 1 剂，7 天为 1 个疗程。

【功效主治】活血化瘀，通络止痛。适用于瘀血阻络型急性腰痛。

◎ 独活寄生方

【药物组成】独活 50 克，桑寄生 50 克，牛膝 50 克，防风 30 克，人参 20 克，细辛 20 克。

【制　　法】将上药加清水 2000 毫升，先浸泡后煎煮，煎至水剩 1500 毫升时，澄出药液，倒入脚盆中。

【用　　法】先用毛巾蘸药液热熨腰痛部位，待温度适宜时泡洗双脚，每日 2 次，每次 40 分钟，每日 1 剂，15 天为 1 个疗程。

【功效主治】补肾祛湿止痛。适用于寒湿阻络型慢性腰痛、坐骨神经痛。

◎ 白芍红花方

【药物组成】白芍 50 克，红花 30 克，桂枝 20 克，独活 20 克，威灵仙 20 克，杜仲 15 克，甘草 15 克。

【制　　法】将上药加清水适量，煎煮 30 分钟，去渣取汁，与 2000 毫升开水一起倒入盆中。

【用　　法】先用毛巾蘸药液热熨腰痛部位，待温度适宜时泡洗双脚，每天早晚各 1 次，每次熏泡 40 分钟，每日 1 剂，10 天为 1 个疗程。

【功效主治】祛风祛湿，活血化瘀。适用于寒湿瘀阻的慢性腰痛。

◎ 肉桂菟辛汤

【药物组成】肉桂 15 克，菟丝子 15 克，细辛 10 克。

【制　　法】将上述诸药择净，放入药罐中，加清水 2000 毫升浸泡 20 分钟，煮沸 20 分钟后去渣取汁。

【用　　法】趁热浸浴或擦洗腰部；再将药液加热待温度适宜后泡脚。每日早晚各1次，每次30分钟，每日换药1剂，7天为1个疗程。

【功效主治】温阳补肾，通络止痛。适用于肾阳虚型慢性腰痛。

❤ 温馨提示

（1）日常应注意纠正不良劳动姿势，防止腰腿受凉、过度劳累。

（2）不要搬挪沉重的物品，提重物时不要弯腰，应该先蹲下拿到重物，然后慢慢起身，尽量做到不弯腰。

（3）加强腰肌锻炼，如进行仰卧挺腹、俯卧鱼跃等运动。

（4）卧床休息时宜选用硬板床，保持脊柱生理弯曲。

（5）阴雨天要注意腰部的保暖，避免腰背部被冷风直吹。

（6）饮食要均衡，饮食结构中蛋白质、维生素的含量宜高，脂肪、胆固醇的含量宜低。预防肥胖，戒烟控酒。

六、急性腰扭伤

急性腰扭伤是腰部肌肉、筋膜、韧带等软组织因外力作用，突然受到过度牵拉而引起的急性撕裂伤。常发生于搬抬重物、腰部肌肉强力收缩时，多系突然遭受间接外力所致。

临床表现

腰肌扭伤后一侧或两侧可以当即发生疼痛，有时也可以受伤后半天或隔夜才出现疼痛。多表现为腰部活动受阻，静止时疼痛稍轻，活动或咳嗽时疼痛较甚。检查时局部肌肉紧张、压痛及牵引痛明显，但无瘀血现象（外力撞击者除外）。

泡脚良方

◎ **桃仁桂枝方**

【药物组成】桃仁 30 克，桂枝 30 克，生大黄 30 克，芒硝 30 克，白芍 30 克，炮山甲 10 克，甘草 30 克。

【制　　法】将上药加清水适量，煎煮 30 分钟，去渣取汁，与 2000 毫升开水一起倒入盆中。

【用　　法】待温度适宜时泡洗双脚，每天 1～2 次，每次 40 分钟，每日 1 剂。

【功效主治】活血祛瘀。适用于急性腰扭伤。

◎ **红花杜仲方**

【药物组成】红花 9 克，桃仁 9 克，羌活 9 克，赤芍 9 克，炒杜仲 15 克，川续断 9 克，木瓜 9 克，小茴香 9 克，补骨脂 9 克。

【制　　法】将上药加清水适量，煎煮 30 分钟，去渣取汁，与 2000 毫升开水一起倒入盆中。

【用　　法】趁热熏蒸，待温度适宜时泡洗双脚，每天 1～2 次，每次 40 分钟，每日 1 剂。

【功效主治】活血通经，散瘀止痛。适用于急性腰扭伤。

◎ **红花大黄芒硝方**

【药物组成】红花 100 克，大黄 100 克，芒硝 100 克。

【制　　法】将上药加清水适量，煎煮 30 分钟，去渣取汁，与 2000 毫升开水一起倒入盆中。

【用　　法】待温度适宜时泡洗双脚，每天 1～2 次，每次 40 分钟，每日 1 剂。

【功效主治】活血通经，散瘀止痛。适用于急性腰扭伤。

（1）尽量避免保持弯腰性强迫姿势时间过长。掌握正确的劳动姿势，站稳后再迈步，搬、提重物时应取半蹲位，使物体尽量贴近身体。

（2）加强劳动保护，在做扛、抬、搬、提等重体力劳动时，应使用护腰带，以协助稳定腰部脊柱，增强腹压，增强肌肉工作效能。

（3）在寒冷潮湿环境中工作后，应洗热水澡以祛除寒湿、消除疲劳。

（4）损伤早期应减少腰部活动，宜选硬板床休息，以利于损伤组织的修复。

（5）注意局部保暖，病情缓解后，应逐步加强腰背肌肉锻炼。

七、腰肌劳损

腰肌劳损是一种常见的腰部疾病，是指腰部一侧或两侧或正中等处发生疼痛之症，既是多种疾病的一个症状，又可作为独立的疾病，在临床上较为多见。

中医学认为，腰肌劳损系因感受寒湿、湿热，气滞血瘀，肾亏体虚或跌仆外伤所致。其病理变化常表现出以肾虚为本，感受外邪、跌仆闪挫为标的特点。临证首先宜分辨表里、虚实、寒热，分证施治。

临床表现

本病为长期反复发作的腰背部疼痛，呈钝性胀痛或酸痛不适，时轻时重，迁延难愈。休息、适当活动或经常改变体位姿势可使症状减轻。劳累、阴雨天气、受风寒湿影响则症状加重。腰部活动基本正常，一般无明显障碍，但有时有牵掣不适感。不耐久坐久站，不能胜任弯腰工作，弯腰稍久便直腰困难。常喜双手捶击腰部，以减轻疼痛感。急性发作时诸症明显加重，可有明显的肌肉痉挛，甚至出现腰脊柱侧弯、下肢牵掣作痛等症状。

泡脚良方

◎ 独活秦艽方

【药物组成】独活 15 克，秦艽 15 克，细辛 5 克，威灵仙 20 克，党参 15 克，当归 12 克，桑寄生 20 克，白术 15 克，桂枝 10 克，茯苓 12 克，熟地黄 15 克，防风 15 克，牛膝 20 克，甘草 3 克，黄芪 50 克，干姜 15 克，苍术 20 克，制川乌 15 克，制草乌 15 克。

【制　　法】将上药加清水适量，煎煮 30 分钟，去渣取汁，与 2000 毫升开水一起倒入盆中。

【用　　法】待温度适宜时泡洗双脚，每天 1 ～ 2 次，每日 1 剂，每次 40 分钟。

【功效主治】祛风除湿，通痹止痛。适用于寒湿阻络型腰肌劳损。

◎ 桃仁延胡索方

【药物组成】桃仁 10 克，红花 10 克，当归 15 克，延胡索 20 克，赤芍 15 克，生地黄 20 克，川芎 10 克，制乳香 10 克，制没药 10 克，杜仲 20 克，三七 10 克（研末冲服），香附 12 克，全蝎 12 克，蜈蚣 3 条，五加皮 25 克。

【制　　法】将上药加清水适量，煎煮 30 分钟，去渣取汁，与 2000 毫升开水一起倒入盆中。

【用　　法】待温度适宜时泡洗双脚，每天 1 ～ 2 次，每日 1 剂，每次 40 分钟。

【功效主治】活血通经，散瘀止痛。适用于瘀血阻络型腰肌劳损。

◎ 香附青皮方

【药物组成】香附 20 克，青皮 15 克，当归 15 克，延胡索 20 克，郁金 12 克，槟榔 12 克，赤芍 15 克，白芍 15 克，制乳香 10 克，制没药 10 克，降香 6 克，大黄 15 克，枳壳 12 克，土鳖虫 15 克，穿山甲 6 克，徐长卿 30 克。

【制　　法】将上药加清水适量，煎煮 30 分钟，去渣取汁，与 2000 毫升开水一起倒入盆中。

【用　　法】待温度适宜时泡洗双脚，每天 1 ~ 2 次，每日 1 剂，每次 40 分钟。

【功效主治】行气止痛。适用于气滞血瘀型腰肌劳损。

❤ 温馨提示

（1）加强腰背肌肉锻炼，如仰卧位拱桥式锻炼，俯卧位飞燕式锻炼，早晚各 1 次，每次各做 20 ~ 30 下。

（2）在日常生活和工作中，应注意腰部姿势，不要长时间保持同一姿势，勿过度疲劳，积极治疗原发病。

（3）宜睡硬板床，并注意局部保暖，避免寒冷的侵袭。

（4）节制房事。

八、坐骨神经痛

坐骨神经是全身最大的神经，其支配运动和感觉的区域非常广泛。坐骨神经痛是指坐骨神经病变，沿坐骨神经通路，即腰、臀部、大腿后侧、小腿后外侧和足外侧发生的疼痛症状群。坐骨神经痛多为慢性病，病程缠绵，治疗时间较长。本病以男性青壮年多见，近些年来常发于久坐和使用电脑时间过长的人群。病症多表现为单侧疼疼，疼痛程度及时间长短常与病因及起病缓急有关。

坐骨神经痛属于中医“痹证”范畴，此病多因风寒湿邪侵袭、阻滞经络所致，或为腰椎间盘突出，坐骨神经附近各组织的病变引起。本病治疗越早，疗效越好，疗程越短。

临床表现

本病典型的表现是疼痛由臀部开始，沿股后侧、腘窝、小腿后外侧面而放射至足背，呈烧灼样或刀割样痛。疼痛多持续，常间歇性加剧，夜间更重。翻身、弯腰、蹲坐、行走均感到困难。咳嗽、打喷嚏、用力排便等增加腹压情况下疼痛加剧者，常是根性坐骨神经痛的典型症状。病程较长者，可导致下肢肌肉萎缩等。

泡脚良方

◎ 当归杜仲方

【药物组成】当归 40 克，杜仲 40 克，牛膝 40 克，威灵仙 40 克，丹参 40 克，桂枝 10 克，细辛 10 克，干姜 6 克。

【制　法】将上述药物择净，放入药罐中，清水浸泡 20 分钟，加入水 1500 毫升煎汤，煮沸 20 分钟后去渣取汁，倒入泡脚盆中加入适量热水。

【用　法】先熏蒸，待温度适宜后再洗泡双脚。每次 30 分钟，每晚 1 次，每日 1 剂，连续 15 ～ 20 日为 1 个疗程。

【功效主治】活血通络，散寒止痛。适用于寒湿型坐骨神经痛。

◎ 徐长卿木瓜方

【药物组成】徐长卿 40 克，木瓜 30 克，赤芍 15 克，细辛 5 克。

【制　法】将上药同入锅中，加水适量，煎煮 30 分钟，去渣取汁，倒入泡脚桶中。

【用　法】先熏蒸，后泡脚。每次 30 分钟，每晚 1 次。每日 1 剂，15 天为 1 个疗程。

【功效主治】行气通络，散寒活血。适用于寒湿型坐骨神经痛。

◎ 威灵仙五加皮方

【药物组成】威灵仙 40 克，五加皮 30 克，海桐皮 30 克，松节 50 克，白酒 50 克。

【制　　法】将前4味药同入锅中，加水适量，煎煮30分钟，去渣取汁，与3000毫升开水及白酒同入泡脚桶中。

【用　　法】先熏蒸，后泡脚。每晚1次，每次30分钟。每日1剂，5天为1个疗程。

【功效主治】活血通络，散寒止痛。适用于寒湿型坐骨神经痛。

◎ 续断桂枝方

【药物组成】续断50克，桂枝50克，独活50克，麻黄50克，透骨草50克，海风藤50克，络石藤50克。

【制　　法】将上述药物择净，放入药罐中，清水浸泡20分钟，加入水1500毫升煎汤，煮沸20分钟后去渣取汁，倒入泡脚盆中加入适量热水。

【用　　法】先熏蒸双脚，待温度适宜后再洗泡双脚。每次30分钟，每晚1次，每日1剂，连续15～20日为1个疗程。

【功效主治】行气通络，祛风散寒。适用于风寒型坐骨神经痛。

◎ 川乌寻骨风方

【药物组成】伸筋草60克，制川乌30克，寻骨风50克，白酒50克。

【制　　法】将前3味药同入锅中，加水适量，煎煮30分钟，去渣取汁，与3000毫升开水及白酒同入泡脚桶中。

【用　　法】先熏蒸，后泡脚。每晚1次，每次30分钟。每日1剂，5天为1个疗程。

【功效主治】活血通络，行气止痛。适用于风湿型坐骨神经痛。

◎ 乌梢蛇乳没方

【药物组成】乌梢蛇30克，络石藤30克，制乳香15克，制没药15克，川牛膝20克。

【制　　法】将上药同入锅中，加水适量，煎煮30分钟，去渣取汁，倒入泡脚桶中。

【用　　法】先熏蒸，后泡脚。每次 30 分钟，每晚 1 次。每日 1 剂，15 天为 1 个疗程。

【功效主治】搜风通络，活血止痛。适用于风湿瘀阻型坐骨神经痛。

◎ 独活狗脊方

【药物组成】独活 20 克，川续断 20 克，狗脊 15 克，当归尾 10 克，苏木 30 克，细辛 5 克。

【制　　法】将上药同入锅中，加水适量，煎煮 30 分钟，去渣取汁，倒入泡脚桶中。

【用　　法】先熏蒸，后泡脚。每次 30 分钟，每晚 1 次。每日 1 剂，15 天为 1 个疗程。

【功效主治】散寒通络，补肾活血。适用于肾虚型坐骨神经痛。

♥ 温馨提示

（1）注意保暖，防止风寒湿邪侵袭。风寒湿邪能够使气血受阻，经络不通。

（2）防止细菌及病毒感染。细菌或病毒感染既能引发本病，又能加重本病。

（3）饮食有节，起居有常，戒烟限酒，增强体质；积极治疗原发病，病情好转后要配合适当的功能锻炼。

九、膝关节痛

膝关节为人体构造最复杂，损伤机会也较多的关节。膝关节疼痛是指由各种原因引起的膝关节疼痛的一种疾病。膝关节发生病变，膝关节受寒冷刺激，运动不当造成扭伤，走路习惯不良等，都会引起膝关节疼痛。其发病缓慢，多见于中老年肥胖女性，往往有劳累史。

临床表现

本病主要临床表现是膝关节酸痛和活动不灵活；活动时疼痛加重，其特点是初起疼痛为阵发性，后为持续性，劳累及夜间更甚，上下楼梯疼痛明显，尤其是下楼时，严重者可出现膝内翻畸形。

泡脚良方

◎ 鸡血藤伸筋草方

【药物组成】鸡血藤 15g，伸筋草 15g，桃仁 10 克，当归 10 克。

【制　　法】将以上药物中加入 3000 毫升水，冷水泡半小时，武火煮沸后转文火煎半小时，滤除药渣，将药液倒入盆中。

【用　　法】待温度不烫皮肤时，放入双脚浸泡 15 分钟，每日1 剂。

【功效主治】补血行血，通经活络。适用于膝关节疼痛。

◎ 当川海五加皮方

【药物组成】当归 10 克，川芎 10 克，海桐皮 20 克，五加皮 20 克。

【制　　法】将以上药物中加入 3000 毫升水，武火煮沸后再转文火煎半小时，滤除药渣，将药液倒入盆中。

【用　　法】待温度不烫皮肤时，放入双脚浸泡 15 分钟，每日 1 剂。

【功效主治】强筋健骨，祛风止痛。适用于膝关节疼痛。

♥ 温馨提示

（1）膝关节不可过于劳累或负荷过重。膝关节肿胀、疼痛加重时应休息，避免深蹲、负重、上下楼梯等活动。

（2）膝关节应注意保暖，避免受到风、湿、寒的侵袭。

十、足跟痛

足跟痛又称"脚跟痛"，是由于足跟的骨质、关节、滑囊、筋膜等处病变引起的疾病，是中老年人的常见症状。引起足跟疼痛的原因很多，常见的有跟骨滑囊炎、跖筋膜劳损、跟骨脂肪垫炎、跟骨骨刺及跟骨骨病等。

中医学认为，足跟痛多因年老体弱，肾精亏虚，或风寒湿热之邪外侵，致使经脉之气痹阻而致疼痛。除中老年外，妇女产后或人流术后也易发本病。

临床表现

足跟痛起病缓慢，多表现为单侧或双侧足跟或脚底部酸胀或针刺样痛，不红不肿，但行走不便。疼痛在早上起床后站立时较重，行走片刻疼痛可减轻，但行走过久疼痛又加重，可伴脚底胀麻感或紧张感，得热则舒，遇冷加重。

泡脚良方

◎ 陈醋或米醋泡脚方

【药物组成】陈醋或米醋1000毫升。

【制　　法】将清水2000毫升煮沸，加入陈醋或米醋。

【用　　法】待温度适宜后泡脚，每日早晚各1次，每次30分钟。在上1剂中适当添加陈醋或米醋后，再加热可多次使用，10日为1个疗程。

【功效主治】软坚散结，活血化瘀。适用于足跟骨刺所致的足跟痛。

◎ 皂刺陈醋方

【药物组成】皂角刺80克，陈醋1000毫升。

【制　　法】将上药共置盆中，煎沸。

【用　　法】熏洗足跟部，待药液温度适宜后，再泡患处20分钟，每日2次，每剂用2天，15天为1个疗程，连续1~2个疗程。

【功效主治】软坚散结，活血止痛。适用于足跟骨刺所致的足跟痛。

◎ 夏枯草米醋方

【药物组成】夏枯草 50 克，米醋 100 毫升。

【制   法】将夏枯草放入米醋中浸泡 2 ～ 4 小时，煮沸 15 分钟。

【用   法】先熏后洗患处 20 分钟，每日 1 ～ 3 次，每剂可用 2 天，少则 3 ～ 4 剂，多则 7 ～ 8 剂，疼痛即可缓解或消失。

【功效主治】清热散结，通络止痛。适用于瘀热型足跟痛。

◎ 透骨草寻骨风方

【药物组成】透骨草 50 克，寻骨风 40 克，三棱 20 克，细辛 20 克，独活 15 克。

【制   法】将上药放入锅中，加水适量，煎煮 30 分钟，去渣取汁，倒入泡脚盆中。

【用   法】先熏蒸，待药液温度降到 40℃时，再浸泡双脚 30 分钟，每天 1 次，每日 1 剂，15 天为 1 个疗程。

【功效主治】活血通络，散寒止痛。适用于寒湿阻络型足跟痛。

◎ 木瓜川草乌方

【药物组成】木瓜 40 克，川乌 20 克，草乌 20 克，丹参 30 克。

【制   法】将上药放入锅中，加水适量，煎煮 30 分钟，去渣取汁，倒入泡脚盆中。

【用   法】先熏蒸，待药液温度降到 40℃时，再浸泡双脚 30 分钟，每天 1 次，每日 1 剂，15 天为 1 个疗程。

【功效主治】活血通络，散寒止痛。适用于寒湿阻络型足跟痛。

◎ 当归灵仙方

【药物组成】当归 30 克，威灵仙 30 克，川芎 15 克，乳香 15 克，没药 15 克，栀子 15 克。

【制　　法】将上药水煎取汁泡脚。

【用　　法】每日2次，每日1剂，7天为1个疗程，连续1～2个疗程。

【功效主治】散寒止痛。适用于寒湿阻络型足跟痛。

◎ 艾叶乌梅方

【药物组成】艾叶60克，乌梅15克。

【制　　法】将上药水煎取汁，趁热泡脚。

【用　　法】每次20～30分钟，每日2次，每日1剂，7天为1个疗程，连续1～2个疗程。

【功效主治】活血止痛。适用于瘀血阻络型足跟痛。

◎ 熟地肉桂方

【药物组成】熟地黄25克，肉桂3克，牛膝10克，木瓜10克，杜仲10克，枸杞子10克，当归10克，防风6克，炙甘草6克。

【制　　法】上药水煎取汁。

【用　　法】趁热泡脚，每次20～30分钟，每日2次，每日1剂，7天为1个疗程，连续1～2个疗程。

【功效主治】补肾壮骨。适用于肾气不足型足跟痛。

❤ 温馨提示

（1）温水泡脚，可以缓解局部疼痛。

（2）注意足跟保暖，避免过度疲劳，患病期间应减少步行。

（3）选择鞋底柔软舒适的鞋子，在足跟部应用厚的软垫保护，以减轻局部摩擦、避免损伤。

第三节　妇科常见疾病的泡脚良方

一、月经不调

　　月经不调是妇科最常见的病症之一，月经的期、量、色、质任何一方面发生改变，均称为月经不调。常见的有月经提前、月经延迟、月经过多、月经过少，甚至闭止，并连续超过 3 个周期者。本病主要由于脏腑功能失调、气血不和，导致冲任二脉的损伤。

　　中医学认为，经早（即月经先期）多由于素体阳盛，或情志抑郁化火，或久病伤阴，阴虚生热，导致冲任不固引起；经迟（即月经后期）因素体阳虚，感受寒邪，寒凝则经行受阻，或肝气不疏，气滞则血运不畅，或久病、产后等导致气衰血虚、无血以行；经乱（即月经先后无定期）多因肝郁、肾虚，血海溢蓄失调，致使月经周期错乱。

临床表现

　　（1）月经先期：气虚不摄者伴乏力、经量多而色淡、便溏；血热者经量多而色红、面红、口干、心烦。

　　（2）月经后期：寒凝者伴小腹冷痛、经量少而色暗有块；血虚者伴有腹冷喜暖、经量少而色淡、面白无华。

　　（3）月经先后无定期：肝郁者伴有乳房或小腹胀痛、抑郁不乐、时时叹息；肾虚者伴头晕耳鸣、腰膝酸软。

　　（4）月经过多：血热者伴经色红、面红唇干、心烦口渴；脾虚者伴经色淡、气短乏力。

　　（5）月经过少：血虚者伴经色淡质稀、头晕眼花、腰酸；寒凝者伴经色黑有块、腹冷痛。

泡脚良方

◎ 二橘郁金方

【药物组成】橘核 50 克，橘皮 45 克，郁金 32 克，青皮 32 克，川芎 22 克。

【制　　法】将上药加清水 2000 毫升，煎至水剩 1500 毫升时，澄出药液，倒入脚盆中。

【用　　法】先熏蒸脐下，待温度适宜时泡洗双脚，每晚临睡前泡洗 1 次，每次 40 分钟，每日 1 剂，10 天为 1 个疗程。

【功效主治】疏肝理气，解郁调经。适用于肝郁气滞型月经先后不定期，月经量或多或少。

◎ 金橘叶香附方

【药物组成】金橘叶 60 克，香附 20 克，莱菔子 50 克。

【制　　法】将上药同入锅中，加水适量，煎煮 30 分钟，去渣取汁，倒入泡脚桶中。

【用　　法】待药液温度降至 40℃ 左右时，泡脚 30 分钟。每晚 1 次，每日 1 剂，10 天为 1 个疗程。

【功效主治】疏肝理气，解郁调经。适用于肝郁气滞型月经先后无定期、月经量或多或少。

◎ 艾叶乌药汤

【药物组成】艾叶 20 克，肉桂 12 克，桂枝 10 克，乌药 10 克。

【制　　法】将上述诸药择净，放入药罐中，清水浸泡 20 分钟，加入水 1500 毫升。煮沸 20 分钟后去渣取汁，倒入泡脚盆中并加入适量热水。

【用　　法】待温度适宜后洗泡双脚。每次 30 分钟，每晚 1 次，每日 1 剂，连续 10 天为 1 个疗程。

【功效主治】活血调经。适用于寒凝下焦型月经不调、经前腹痛。

◎ 艾叶干姜方

【药物组成】艾叶 50 克，干姜 50 克，桂枝 35 克，细辛 12 克。

【制　　法】将上药加清水适量，煎煮 30 分钟，去渣取汁，与 2000 毫升开水一起倒入盆中。

【用　　法】先熏蒸脐下，待温度适宜时泡洗双脚，每天 1 次，每次熏泡 40 分钟，每日 1 剂，10 天为 1 个疗程。

【功效主治】温经散寒止痛。适用于寒凝下焦型月经延后、月经量少。

◎ 桂枝红茶方

【药物组成】桂枝 30 克，红茶 5 克，生姜 30 克，胡椒 30 克，小茴香 10 克。

【制　　法】将上药同入锅中，加入适量的水，煎煮 30 分钟，去渣取汁，倒入泡脚器中。

【用　　法】待药温降至 40℃左右时，泡脚 30 分钟，每晚 1 次，每日 1 剂，10 天为 1 个疗程。

【功效主治】温经散寒止痛。适用于寒凝下焦型月经延后，月经量少，闭经。

◎ 益母草红花方（一）

【药物组成】益母草 60 克，红花 15 克，川芎 15 克，青皮 20 克，郁金 15 克。

【制　　法】将上药同入锅中，加入适量的水，煎煮 30 分钟，去渣取汁，倒入泡脚器中。

【用　　法】待药温降至 40℃左右时，泡脚 30 分钟，每晚 1 次。每日 1 剂，10 天为 1 个疗程。

【功效主治】行气活血，化瘀调经。适用于瘀血阻络型月经延后，月经量少。

◎ 当归红花汤

【药物组成】当归尾 15 克，红花 15 克，五味子 12 克，丹参 12 克，延胡索 10 克。

【制　　法】将上述诸药择净，放入药罐中，清水浸泡 20 分钟，加入水 1500 毫升，煮沸 20 分钟后去渣取汁，倒入泡脚盆中加适量热水。

【用　　法】待温度适宜后洗泡双脚。每次 30 分钟，每晚 1 次，每日 1 剂，连续 10 天为 1 个疗程。

【功效主治】活血调经。适用于瘀血阻络型月经不调、经前腹痛。

◎ 活血止痛方（二）

【药物组成】益母草 2 克，香附 2 克，乳香 20 克，没药 20 克，夏枯草 20 克。

【制　　法】加水煎成 2000 毫升，药液去渣取液温洗双脚。

【用　　法】每日 1 次，每次 15 ～ 20 分钟，每日 1 剂。

【功效主治】活血化瘀，调经止痛。适用于瘀血阻络型月经失调。

◎ 桃仁皂角方

【药物组成】桃仁 30 克，皂角刺 30 克，延胡索 30 克，川芎 20 克，青皮 20 克。

【制　　法】将上药同入锅中，加水适量，煎煮 30 分钟，去渣取汁，倒入泡脚桶中。

【用　　法】待药液温度降至 50℃左右时，泡脚 30 分钟。每晚 1 次。每日 1 剂，10 天为 1 个疗程。

【功效主治】行气活血，化瘀调经。适用于瘀血阻络型月经后期、月经量少。

◎ 生地白茅根方

【药物组成】生地黄 50 克，白茅根 200 克，马兰头 100 克，甘草

5 克。

【制　　法】将上药同入锅中，加水适量，煎煮 30 分钟，去渣取汁，倒入泡脚桶中。

【用　　法】待药液温度降至 30℃左右时，泡脚 30 分钟。每晚 1 次，每日 1 剂，10 天为 1 个疗程。

【功效主治】清热凉血止血。适用于下焦血热型月经先期、月经量多。

◎ 三地凉血方

【药物组成】生地黄 30 克，地骨皮 40 克，炒地榆 30 克，槐花 20 克，马兰头 30 克。

【制　　法】将上药同入锅中，加入适量的水，煎煮 30 分钟，去渣取汁，倒入泡脚器中。

【用　　法】待药温降至 40℃左右时，泡脚 30 分钟，每晚 1 次，每日 1 剂，10 天为 1 个疗程。

【功效主治】清热凉血止血。适用于下焦血热型月经超前，月经量多。

♥ 温馨提示

（1）注意保暖，避免寒冷刺激，如游泳、洗冷水澡等，以免子宫及盆腔血管受冷刺激后收缩，引起经血过少或痛经。

（2）注意经期卫生，预防感染。

（3）经期不宜性交，一方面预防感染，另一方面，避免性交刺激使盆腔充血，至经血增多或经期延长。

（4）经期尽量避免进食生冷、辛辣食品，不宜进行强度大的运动。

二、痛经

痛经是指行经过程中及月经前后出现下腹部疼痛或其他不适，以致影响生活和工作，是妇科常见病症。本病以青年妇女较为多见，常与生殖器局部病变、内分泌、精神因素等有关。痛经又分为原发性痛经和继发性痛经。原发性痛经指生殖器官无明显器质性病变的月经疼痛，又称功能性痛经，常发生在月经初潮或初潮后不久，多见于未婚或未孕妇女，往往经生育后痛经缓解或消失；继发性痛经指生殖器官有器质性病变，如子宫内膜异位症、盆腔炎和子宫黏膜下肌瘤等引起的月经疼痛。

中医学认为"不通则痛"。痛经多因气滞血瘀、寒湿凝滞、气血虚损，或情志不舒、肝郁气滞而发生。

临床表现

痛经的症状一般在月经前开始有痛感，逐渐加剧，历时数小时或两三天不等，疼痛多为下腹部阵发性或持续性疼痛，有时放射至阴道及腰骶部。严重时可出现全腹疼痛，面色苍白，手足冰凉。常伴有消化系统症状，如恶心呕吐、腹泻等，还可伴头痛、冷汗、虚脱等。

中医分析其发病原因，主要有以下几种。

（1）气滞血瘀：每次经期前 1～2 天即出现小腹胀痛、拒按，此时经血量较少，有暗紫色血块，血块排出时痛感减弱，经后痛感自消，如果未将诱因排除，下次经期仍会重蹈覆辙。

（2）阳虚内寒：经期或经后小腹冷痛，喜按，得热痛减，经量少，色暗淡，腰腿酸软。

（3）寒凝湿滞：经前或经期小腹冷痛，得热痛减，按之痛甚，经量少，色暗黑有血块，恶心呕吐，畏寒，便稀。

（4）湿热下注：经前或经期少腹胀痛，经量多，色红，质稠或有血块，平日带下色黄或有秽臭。

（5）气血虚弱：经期或经净后，小腹隐痛、喜揉按，月经色淡量少，质稀，伴神疲乏力，面色苍白。

（6）肝肾亏虚：经净后小腹隐痛、腰酸，经血量少而质薄，经色暗淡，或有头晕耳鸣，小腹空坠。

泡脚良方

◎ 山楂五灵脂方

【药物组成】山楂 50 克，五灵脂 20 克，川芎 20 克，蒲黄 20 克，青皮 15 克。

【制　法】将上药加清水适量，煎煮 30 分钟，去渣取汁，与 2000 毫升开水一起倒入盆中。

【用　法】先熏蒸，待温度适宜时泡洗双脚，每日 1 剂，每天早、晚各 1 次，每次熏泡 40 分钟，于行经前 1 周开始泡脚，直至月经结束。

【功效主治】活血化瘀，行气止痛。适用于气滞血瘀型痛经并有腹部胀痛、经色紫暗夹血块者。

◎ 荔枝核香附方

【药物组成】荔枝核 30 克，香附 30 克，黄酒 50 毫升。

【制　法】将上药加清水适量，煎煮 30 分钟，去渣取汁，与 2000 毫升开水一起倒入盆中。

【用　法】调入黄酒先熏蒸，待温度适宜时泡洗双脚，每天 1 次，每次熏泡 40 分钟，于月经前 10 日开始泡脚至行经止。

【功效主治】行气通经。适用于气滞血瘀型痛经。

◎ 艾叶香附方

【药物组成】艾叶 20 克，香附 10 克，益母草 20 克，延胡索 15 克，当归 15 克，赤芍 15 克，小茴香 15 克，红花 10 克。

【制　法】将上药加清水 2000 毫升，煎至水剩 1500 毫升时，澄出药液，倒入脚盆中。

【用　法】先熏蒸，待温度适宜时泡洗双脚，每日 1 剂，每晚临睡前泡洗 1 次，每次 40 分钟，于经前 10 天开始，至月经干净止。

【功效主治】祛寒通经，理气活血。适用于气滞血瘀型痛经。

◎ 益母草香附方（一）

【药物组成】益母草 20 克，香附 20 克，乳香 20 克，没药 20 克，夏枯草 20 克。

【制　　法】将上药加清水适量，浸泡 20 分钟，煎数沸，取药液与 1500 毫升开水同入脚盆中。

【用　　法】趁热熏蒸，待温度适宜时泡洗双脚，每日 1 剂，每天 2 次，每次 40 分钟，从月经开始前 10 天起，15 天为 1 个疗程。

【功效主治】温经散寒，活血止痛，理气散结。适用于气滞血瘀型痛经。

◎ 香附柴胡方

【药物组成】香附 30 克，柴胡 10 克。

【制　　法】将上药择净，放入药罐中，加入清水适量，浸泡 5 ~ 10 分钟后，水煎取汁，置于浴盆中。

【用　　法】候温时泡脚。每日 2 次，每日 1 剂，连续 3 ~ 5 剂。于月经前 1 周开始使用，连用 2 ~ 3 个月经周期。

【功效主治】疏肝理气，活气止痛。适用于气滞血瘀、肝肾亏虚型痛经。

◎ 艾叶益延方

【药物组成】艾叶 20 ~ 30 克，益母草 20 ~ 30 克，延胡索 20 ~ 30 克。

【制　　法】将上药加清水 1000 毫升，煎沸 10 分钟后，将药液倒入脚盆内。

【用　　法】待温浸泡双脚，每天浸泡 1 次。于月经前 1 周开始泡洗双脚至经行停止。也可每天 1 剂，头煎内服，2 煎、3 煎泡脚。

【功效主治】活血调经。适用于寒凝湿滞型痛经。

◎ 艾叶生姜方

【药物组成】艾叶 60 克，生姜 30 克，当归 15 克，川芎 20 克。

【制　　法】将以上药物同入锅中，加水适量，煎煮 30 分钟，去渣取汁，倒入泡脚器中。

【用　　法】先熏蒸后泡脚 30 分钟，每晚 1 次，每日 1 剂。于经前 10 天开始泡脚，直至月经结束。

【功效主治】温经散寒，活血止痛。适用于寒凝湿滞型痛经伴有小腹疼痛、经色暗黑夹血块、畏寒肢冷者。

◎ 丹参艾叶方

【药物组成】丹参 50 克，艾叶 30 克，桃仁 20 克，小茴香 20 克。

【制　　法】将上药加清水适量，煎煮 30 分钟，去渣取汁，与 2000 毫升开水一起倒入盆中。

【用　　法】先熏蒸，待温度适宜时泡洗双脚，每天 1 次，每次熏泡 40 分钟，每日 1 剂，于经前 10 天开始，14 天为 1 个疗程。

【功效主治】温经散寒，活血止痛。适用于寒凝湿滞型痛经伴有小腹疼痛、经色暗黑夹血块、畏寒肢冷者。

◎ 附子桂枝方

【药物组成】熟附子 20 克，桂枝 30 克，延胡索 30 克，细辛 10 克。

【制　　法】将以上药物同入锅中，加水适量，煎煮 30 分钟，去渣取汁，倒入泡脚器中。

【用　　法】先熏蒸后泡脚 30 分钟，每晚 1 次，每日 1 剂。于经前 10 天开始泡脚，直至月经结束。

【功效主治】温经散寒，活血止痛。适用于寒凝湿滞型痛经伴有小腹疼痛、经色暗黑夹血块、畏寒肢冷者。

◎ 一味红花方

【药物组成】红花 25 克。

【制　　法】将红花择净，放入药罐中，加入清水适量，先浸泡5～10分钟，水煎2次，合并2次煎液，置于浴盆中。

【用　　法】候温时泡脚。每日2次，每日1剂，再将红花药渣捣烂，外敷于足心涌泉穴，每日换药1次，连续3～5剂。于月经前1周开始使用，连用2～3个月经周期。

【功效主治】疏肝理气，活血化瘀。适用于气滞血瘀型痛经。

◎ 莪术三棱方

【药物组成】莪术60克，三棱60克，五灵脂40克，桂枝25克，川芎25克。

【制　　法】将上药加清水适量，浸泡20分钟，煎数沸，取药液与1500毫升开水同入脚盆中。

【用　　法】趁热熏蒸，待温度适宜时泡洗双脚，每日1剂，每天2次，每次40分钟，于行经前1周开始泡脚，至月经干净止。

【功效主治】活血化瘀，行气止痛。适用于气滞血瘀型、寒凝湿滞型痛经并有腹部胀痛、经色紫暗夹血块者。

◎ 杜仲菟丝子方

【药物组成】杜仲、菟丝子各等量。

【制　　法】将上药共研细末，装瓶备用。使用时每次取药末5克，于夜晚睡前置浴盆中泡脚。

【用　　法】每日1次，每日1剂，连续用2～3个月。

【功效主治】补益肝肾。适用于气血虚弱型痛经。

◎ 当归益母方

【药物组成】当归20克，益母草20克。

【制　　法】将上药择净，放入药罐中，加入清水适量，浸泡5～10分钟后，水煎取汁，将药液置于浴盆中。

【用　　法】候温时泡脚，每晚1次，每剂药可用3天，连续2～3

剂。于月经前 1 周开始使用，连用 2 ～ 3 个月经周期。

【功效主治】养血，活血，止痛。适用于气血虚弱型痛经。

♥ 温馨提示

（1）疼痛剧烈者，应到医院就诊，不宜坚持自疗。止痛药不可随便服用，应根据实际情况询问医生后决定。

（2）保持心情舒畅，适当休息，不要过度疲劳，避免精神紧张、暴怒、焦虑等。

（3）经期注意保暖，防止受凉。

（4）治疗期间应忌食生冷、辛辣食物，忌烟酒。

（5）注意经期卫生，行经期间禁止性生活。

三、闭经

闭经是妇科的常见病，可由不同的原因引起。闭经通常分为原发性和继发性两类。原发性闭经是指年龄超过 16 岁（有地域性差异），第二性征已发育，或年龄超过 14 岁，第二性征还没发育，且无月经来潮者。继发性闭经则指以往曾有正常月经，但此后因某种病理性原因而月经停止 6 个月者，或按自身原来月经周期计算停经 3 个周期以上者。青春前期、妊娠期、哺乳期及绝经后期的月经不来潮属生理现象。

临床表现

闭经根据中医临床上的表现分为血亏、血滞两大类。

（1）**血亏而属气血双虚者：** 月经往来先是量少，终致闭经，伴有面色苍白或萎黄，头晕目眩、怔忡、心悸，甚则形体消瘦，皮肤干燥，舌质淡，苔薄白，脉沉细；属阴亏血枯者，经闭日久，伴有面色苍白暗滞、腰膝酸软、头晕耳鸣、潮热盗汗、皮肤干燥、心悸、两颧潮红、手足心热或有咳嗽、吐血、唇红、舌红、苔少或无苔光滑或薄黄而燥，脉虚而细数。

（2）闭经而属血滞者：经停数月，精神郁闷，烦躁易怒，脘胁胀满，下腹部疼痛拒按，舌部有紫色斑点，脉沉弦而涩。

泡脚良方

◎ 益母草香附方（二）

【药物组成】益母草、香附、茺蔚子、当归、红花、桃仁、黄芪各等量。

【制　　法】将诸药择净，研为细末，装瓶备用。使用时每次取药末 10 ～ 30 克，放入温水中泡脚。

【用　　法】每晚 1 次，每日 1 剂，连续 2 ～ 3 个月。

【功效主治】活血通经。适用于瘀血阻滞型闭经。

◎ 红花鸡血藤方

【药物组成】红花 35 克，鸡血藤 25 克，桑椹 25 克，黄酒 50 毫升。

【制　　法】将上药中的前 3 味加清水 2000 毫升，煎至水剩 1500 毫升时，澄出药液，倒入脚盆中，调入黄酒。

【用　　法】先熏蒸脐下，待温度适宜时泡洗双脚，每晚临睡前泡洗 1 次，每次 40 分钟，每日 1 剂，30 天为 1 个疗程。

【功效主治】补血行血，通滞化瘀。适用于瘀血阻滞型闭经。

◎ 益母草红花方（二）

【药物组成】益母草 30 克，红花 10 克。

【制　　法】将上药加清水适量，煎煮 30 分钟，去渣取汁，与 2000 毫升开水一起倒入盆中。

【用　　法】先熏蒸脐下，待温度适宜时泡洗双脚，每天1次，每次熏泡40分钟，每日1剂，30天为1个疗程。

【功效主治】活血调经，祛瘀生新。适用于瘀血阻滞型闭经。

◎ 生地当归方

【药物组成】生地黄15克，当归15克，赤芍15克，桃仁15克，五灵脂15克，大黄15克，牡丹皮15克，茜草15克，木通15克。

【制　　法】将上药加清水适量，浸泡20分钟，煎数沸，取药液与1500毫升开水同入脚盆中。

【用　　法】趁热熏蒸脐下，待温度适宜时泡洗双脚，每天2次，每次40分钟，每日1剂，20天为1个疗程。

【功效主治】清热凉血，活血通经。适用于热结血闭的实证闭经。

◎ 养阴温经方

【药物组成】益母草、党参、白术、杜仲、黄芪各等量。

【制　　法】将诸药择净，研为细末，装瓶备用。使用时每次取药末10～30克，放入温水中泡脚。

【用　　法】每晚1次，每日1剂，连续2～3月。

【功效主治】益气养血，通经。适用于气血不足型闭经。

♥ 温馨提示

（1）治疗期间应增加营养，多吃富含蛋白质的食物。

（2）参加适当的劳动或体育锻炼，不宜过度疲劳。

四、妊娠呕吐

妊娠呕吐，中医又称妊娠恶阻。一般在怀孕12周左右会出现恶心、呕吐、头晕、厌食，甚至进食即吐。若配合足部按摩对改善此症见效甚快。

临床表现

怀孕初期，食欲不振，有轻度恶心、呕吐等现象，不影响饮食和工作，则属于正常生理反应，到妊娠第3个月症状自然消失，故无须治疗。但有些孕妇呈持续性或剧烈呕吐，甚至不能进饮食，全身乏力、明显消瘦、小便少、皮肤黏膜干燥、眼球凹陷等，必须及时治疗，以免影响母体健康和胎儿发育。

泡脚良方

◎ 米酒姜汁方

【药物组成】米酒500克，盐10克，带皮榨出的姜汁100毫升。

【制　　法】将这些材料混合到一起，放入洗脚盆中，用温水（脚感觉温暖，夏天可稍凉）搅拌均匀。

【用　　法】将双脚浸入到泡脚水中，持续泡10分钟后，每隔5分钟抬脚1次，加入一些温水后，再把脚放进泡脚水中继续泡，泡30分钟左右即可。每日1剂。

【功效主治】打通气血，消除胀气。适用于妊娠呕吐。

❤ 温馨提示

（1）保证充足的休息与睡眠，避免精神刺激。

（2）精神放松，保持平稳的心态，劳逸结合，适当进行体育锻炼。

五、产后缺乳

妇女产后排出的乳汁量少，甚或全无，不够喂养婴儿，称为产后缺乳。本病不仅出现于新产之后，在整个哺乳期均可出现。正常产妇在分娩后 24 小时内即有乳汁分泌，产后的最初 2 ～ 3 天，仅有少量初乳分泌，初乳可分泌 10 ～ 14 天。一般 5 ～ 7 天后能分泌足量乳汁，可满足婴儿的生理需要。若分娩后历时 1 周以上，或产褥期乃至哺乳期中，发生乳汁分泌不足或乳汁排出受阻，致使乳汁甚少或全无，即属缺乳范畴。

中医学认为，产后缺乳是由于脾胃化源不足，气血亏虚，或情志所伤，肝气郁结，血瘀气滞等所致。足部药浴对产后缺乳有辅助治疗功效。

临床表现

产后缺乳患者乳房松软，不胀不痛，挤压乳房时乳汁点滴难出，质稀；或乳房丰满、乳腺成块，挤压时乳房疼痛，乳汁难出。

泡脚良方

◎ 金针菜通草方

【药物组成】金针菜 100 克，通草 20 克，王不留行 20 克，桔梗 15 克。

【制　　法】将以上药物及食物同入锅中，加水适量，煎煮数沸，去渣取汁，倒入泡脚桶中。

【用　　法】趁热熏蒸，待水温适宜后泡脚 30 分钟。每晚 1 次，每日 1 剂，7 ～ 10 天为 1 个疗程。

【功效主治】补气通乳。适用于产后体虚缺乳。

◎ 当归王不留行方

【药物组成】路路通 30 克，当归 20 克，青皮 20 克，王不留行 15 克，天花粉 15 克，桔梗 15 克。

【制　　法】将以上药物同入锅中，加水适量，煎煮 30 分钟，去渣取汁，倒入泡脚桶中。

【用　　法】先熏蒸，后泡脚 10 ～ 30 分钟。每晚 1 次，每日 1 剂，10 天为 1 个疗程。

【功效主治】祛风活络，下乳消肿。适用于水肿乳少，乳汁不下。

◎ 木通山甲方

【药物组成】穿山甲 30 克，木通 20 克，王不留行 20 克，青皮 20 克，通草 15 克，川芎 15 克。

【制　　法】将以上药物同入锅中，加水适量，煎煮 30 分钟，去渣取汁，倒入泡脚桶中。

【用　　法】先熏蒸，后泡脚 30 分钟。每晚 1 次，每日 1 剂，10 天为 1 个疗程。

【功效主治】疏肝活血，通经下乳。适用于产后肝郁气滞，乳汁少，心烦郁结。

◎ 三棱漏芦方

【药物组成】三棱 30 克，漏芦 20 克，当归尾 15 克，青皮 20 克。

【制　　法】将以上药物同入锅中，加水适量，煎煮 30 分钟，去渣取汁，倒入泡脚桶中。

【用　　法】先熏蒸，后泡脚 30 分钟。每晚 1 次，每日 1 剂，10 天为 1 个疗程。

【功效主治】疏肝理气，活血通乳。适用于产后肝郁气滞，乳汁不行。

♥ 温馨提示

（1）患者要注意乳房卫生，养成定时哺乳的习惯。保持心情舒畅，加强营养。

（2）补充营养，注意哺乳方法，多食鲫鱼汤、猪蹄汤等。

（3）保持良好心情，确保有足够的休息与睡眠，避免精神刺激。

六、盆腔炎

盆腔炎为妇科的常见病，当细菌进入后，炎症可局限于一个部位或几个部位同时发炎。按其发病过程，临床表现可分为急性与慢性两种。

急性盆腔炎应以抗生素等药物治疗为主；慢性盆腔炎若结合足部按摩可提高疗效，缩短疗程，减少用药剂量，并且副作用少。

临床表现

盆腔炎常见的症状有：长期持续性、程度不同的下腹隐痛、坠胀或腰痛，常在月经期加重，经期延长，月经过多，白带增多、呈脓性或有臭味，有时出现尿频及排尿和大便时胀痛。

泡脚良方

◎ 蒲公英野菊花方

【药物组成】蒲公英 50 克，野菊花 30 克，马齿苋 40 克，马兰头 40 克。

【制　　法】将以上药物同入锅中，加水适量，煎煮 30 分钟，去渣取汁，与 3000 毫升开水同入泡脚桶中。

【用　　法】先熏蒸，后泡脚。每晚 1 次，每次 30 分钟。每日 1 剂，7 天为 1 个疗程。

【功效主治】清热利湿。适用于湿热下注型急性盆腔炎。

◎ 败酱草鱼腥草方

【药物组成】败酱草 40 克，鱼腥草 30 克，紫花地丁 50 克，牡丹皮 10 克。

【制　　法】将以上药物同入锅中，加水适量，煎煮 30 分钟，去渣取汁，与 3000 毫升开水同入泡脚桶中。

【用　　法】先熏蒸，后泡脚。每晚 1 次，每次 30 分钟。每日 1 剂，7 天为 1 个疗程。

【功效主治】清热利湿。适用于湿热下注型急性盆腔炎。

◎ 银花连翘方

【药物组成】金银花 50 克，连翘 50 克，牡丹皮 20 克，蒲公英 20 克，土茯苓 20 克，车前草 20 克。

【制　法】将上药加清水适量，煎煮 30 分钟，去渣取汁，与 2000 毫升开水一起倒入盆中。

【用　法】先熏蒸，待温度适宜时泡洗双脚，每日 1 次，每次熏泡 40 分钟，每日 1 剂，10 天为 1 个疗程。

【功效主治】清热解毒，化瘀利湿。适用于湿热瘀结型急性盆腔炎。

◎ 黄连黄柏方

【药物组成】黄连 30 克，黄柏 30 克，白花蛇舌草 50 克，大血藤 30 克，败酱草 30 克，赤芍 20 克，川续断 20 克。

【制　法】将上药加清水 2000 毫升，煎至水剩 1500 毫升时，澄出药液，倒入脚盆中。

【用　法】先熏蒸，待温度适宜时泡洗双脚，每晚临睡前泡洗 1 次，每次 40 分钟，每日 1 剂，30 天为 1 个疗程。

【功效主治】清热解毒，化瘀利湿，疏肝理气。适用于湿热下注型慢性盆腔炎。

◎ 天仙藤丹参方

【药物组成】天仙藤 30 克，鸡血藤 40 克，丹参 20 克，川芎 15 克。

【制　法】将以上药物同入锅中，加水适量，煎煮 30 分钟，去渣取汁，与 3000 毫升开水同入泡脚桶中。

【用　法】先熏蒸，后泡脚。每晚 1 次，每次 30 分钟。每日 1 剂，7 天为 1 个疗程。

【功效主治】活血化瘀，止痛。适用于瘀血阻络型慢性盆腔炎。

◎ 桃仁红花方

【药物组成】桃仁 30 克，红花 10 克，丹参 20 克，川芎 15 克。

【制　　法】将以上药物同入锅中，加水适量，煎煮 30 分钟，去渣取汁，与 3000 毫升开水同入泡脚桶中。

【用　　法】先熏蒸，后泡脚。每晚 1 次，每次 30 分钟。每日 1 剂，7 天为 1 个疗程。

【功效主治】理气活血，化瘀止痛。适用于瘀血阻滞型慢性盆腔炎。

◎ 橘皮橘核方

【药物组成】橘皮 30 克，赤芍 30 克，橘核 50 克，荔枝核 40 克，杏仁皮 20 克。

【制　　法】将以上药物同入锅中，加水适量，煎煮 30 分钟，去渣取汁，与 3000 毫升开水同入泡脚桶中。

【用　　法】先熏蒸，后泡脚。每晚 1 次，每次 30 分钟。每日 1 剂，7 天为 1 个疗程。

【功效主治】理气活血，化瘀止痛。适用于气滞血瘀型慢性盆腔炎。

❤ 温馨提示

（1）注意卫生，每天清洗外阴部。

（2）饮食清淡，少吃或不吃辛辣食品。

（3）加强身体锻炼，提高免疫能力。

七、子宫脱垂

子宫脱垂是指子宫从正常位置沿阴道下降，子宫颈外口脱垂至坐骨棘水平以下，甚至子宫全部脱垂至阴道口外的一种疾病。此病中医称为

"阴挺下脱"，因其多发生于产后，又称"产后子宫不收"。本病多见于劳动妇女和多生育妇女，而慢性咳嗽、便秘、年老体衰等也是常见诱发因素。

西医学认为，本病是因体质虚弱、生育过多或产伤使子宫支持组织撕裂或松弛，产后休息调养不当，过早参加体力劳动，蹲站过多，或长期咳嗽、便秘使腹压增高，支持子宫的韧带、肌肉弹力下降、松弛所致。

中医学认为，本病的主要病机是冲任不固、提摄无力。常见气虚、肾虚两种类型。由气虚下陷和肾虚不固导致胞络损伤，不能提摄子宫所致。治疗子宫脱垂应本着《黄帝内经》"虚者补之，陷者举之"的原则，以益气升提、补肾固脱为主。

临床表现

西医学根据子宫脱垂程度，在临床上将其分为Ⅲ度。

Ⅰ度：子宫颈垂至坐骨棘水平以下，但不脱出阴道口外者。

Ⅱ度：子宫颈及部分子宫体脱出阴道口外者。

Ⅲ度：整个子宫体脱垂于阴道口外者。

较轻者仅觉腰酸、小腹胀重；较重者子宫颈脱出阴道口外；重者子宫体全部脱出，不能自行回纳，甚至不能行动而卧床。本病常因疲劳、剧咳、排便等反复发作。

中医学认为，子宫脱垂常见气虚、肾虚两种类型。

（1）气虚下陷：脾司中气，主四肢，脾虚则中气不足，气虚下陷，冲任不固，无力系胞。常见子宫下移，小腹下坠，四肢无力，精神疲倦，面色不华，小便频数，带下量多、色白质稀，舌淡苔薄，脉缓弱。

（2）肾虚不固：肾虚带脉失约，不能系胞，又致下焦不固、精血不足、腰及髓海失养。常见子宫下脱，腰酸腿软，头晕耳鸣，小便频数，舌淡苔薄，脉沉细。

泡脚良方

◎ 暖宫散寒固脱方

【药物组成】陈艾绒 30 克，蛇床子 30 克，带壳生木鳖子 2 枚。

【制　　法】将上药同入锅中，加水适量，煎沸去渣取汁，放入盆内。

【用　　法】先熏洗，待药温降至 40℃左右时泡脚，每日 1 剂，每天 1 次，每次 15 ~ 30 分钟，即痛即用，后可用醋调药渣敷于涌泉穴。

【功效主治】暖宫散寒固脱。适用于子宫脱垂。

◎ 白芷散寒暖宫方

【药物组成】白芷 20 克，吴茱萸 20 克，茴香 10 克。

【制　　法】将上药同入锅中，加水适量，煎沸去渣取汁，放入盆内。

【用　　法】先熏洗，待药温降至 40℃左右时泡脚，每日 1 剂，每天 1 次，每次 15 ~ 30 分钟，即痛即用。

【功效主治】暖宫散寒固脱。适用于子宫脱垂。

◎ 枳壳方

【药物组成】枳壳 60 克。

【制　　法】将上药同入锅中，加水适量，煎沸去渣取汁，放入盆内。

【用　　法】先熏洗，待药温降至 40℃左右时泡脚，每日 1 剂，每天 2 ~ 3 次，每次 15 ~ 30 分钟，即痛即用。

【功效主治】升提举陷。适用于气虚下陷型子宫脱垂。

◎ 银地黄连方

【药物组成】金银花 30 克，紫花地丁 30 克，蒲公英 30 克，蛇床子 30 克，黄连 60 克，苦参 15 克，黄柏 10 克，枯矾 10 克。

【制　　法】将诸药择净，放入药罐中（除枯矾），加清水适量，浸泡 5 ～ 10 分钟后，水煎取汁，加入枯矾溶化后放入浴盆中。

【用　　法】先熏后坐浴，待温度适宜时泡脚。每日 2 次，每次 10 ～ 30 分钟，每日 1 剂，连续 2 ～ 3 周。

【功效主治】清热解毒，燥湿收敛。适用于子宫脱垂者。

◎ 参芪升麻汤

【药物组成】党参 30 克，黄芪 30 克，柴胡 15 克，生枳壳 15 克，升麻 15 克。

【制　　法】将上药同入锅中，加入适量的水，煎沸 10 分钟，去渣取汁。

【用　　法】头煎口服，2、3 煎倒入泡脚器中，待药温降至 40℃左右时，泡脚 15 ～ 30 分钟，每晚 1 次，每天 1 剂，10 剂为 1 个疗程。

【功效主治】升提举陷。适用于气虚下陷型子宫脱垂。

◎ 苦参蛇床子汤

【药物组成】苦参 15 克，蛇床子 15 克，金银花 20 克，黄柏 9 克。

【制　　法】将上药择净捣碎，放入药罐中，加水 3000 毫升，煮沸后去渣取汁。

【用　　法】先盛一盆药液洗浴患处，余药待温后泡脚，每日睡前 1 次，每次 30 分钟，每日换药 1 剂，10 日为 1 个疗程。

【功效主治】清热解毒，燥湿散风。适用于子宫脱垂伴带下黄臭。

◎ 蛇床子大蒜汤

【药物组成】蛇床子 20 克，白鲜皮 20 克，紫背浮萍 10 克，紫大蒜 10 克。

【制　　法】将上药择净捣碎，放入药罐中，加水 2000 毫升，煮沸后去渣取汁。

【用　　法】先盛一盆药液洗浴患处，余药待温后泡脚，每日睡前
1次，每次30分钟，每日换药1剂，10日为1个疗程。

【功效主治】清热解毒，燥湿止痒。适用于子宫脱垂伴瘙痒。

◎ 明矾五倍子汤

【药物组成】明矾40克，五倍子20克，石榴皮18克，黄柏15克，
枳壳15克。

【制　　法】将上药择净捣碎，放入药罐中，加水2000毫升，煮沸
后去渣取汁。

【用　　法】先盛一盆药液洗浴患处，余药待温后泡脚，每日睡前
1次，每次30分钟，每日换药1剂，10日为1个疗程。

【功效主治】固涩止脱，清热燥湿，杀虫止痒。适用于子宫脱垂伴
糜烂。

♥ 温馨提示

（1）产后3个月内充分休息，避免久立、负重或参加重体力劳动，禁
房事。

（2）产后应多侧卧，防止子宫后倾。分娩后1个月内应避免做增加腹
压的活动，并保持大便通畅，防止因便秘而增加腹压。

（3）加强营养，增强体质，平时坚持肛提肌锻炼，进行盆底肌肉锻
炼，增强骨盆底组织的紧张度。治疗后做膝胸卧位20分钟，可巩固疗效。

（4）计划生育，新法接生，加强妇女劳动保护。

（5）泡脚同时，可根据医嘱加服中成药，如补中益气丸或归脾
丸等。

八、不孕症

女性不孕症是指婚后同居 2 年以上，配偶生殖功能正常，未经避孕而不怀孕者；或婚后曾有妊娠或流产后，未避孕而隔 2 年以上未受孕者。前者为原发性不孕症，后者为继发性不孕症。女性不孕的发病原因有很多，主要原因有精神紧张、过度焦虑、环境变化，营养过度或重度营养不良、烟酒过量、体力过度消耗、工作负担过重、内分泌失调、急慢性传染病、子宫及卵巢或输卵管疾病等。

中医学认为，因病理变化而造成的不孕症，主要是由于肾气不足、肝郁气滞，引起冲任气血失调所致。肾虚则精血少，血海空虚，月经量少，子宫失于温煦，以至不能摄取精子而受孕。肝郁气滞，情志不舒，肝失条达，气血失调，冲任不能相资，亦可导致不孕。

足部药浴可补肾益肾、调理冲任、增强生殖功能，对不孕症有辅助治疗功效。

临床表现

婚后同居两年以上，配偶生殖功能正常，未经避孕而不怀孕；或婚后曾有妊娠或流产后，未避孕而隔两年以上未受孕。

泡脚良方

◎ **山楂桃仁方**

【药物组成】桃仁 40 克，三棱 30 克，莪术 20 克，生山楂 50 克，白酒 50 克。

【制　　法】将前 4 味中药同入锅中，加水适量，煎煮 30 分钟，去渣取汁，与 3000 毫升开水及白酒同入泡脚桶中。

【用　　法】先熏蒸，后泡脚。每晚 1 次，每次 30 分钟，每日 1 剂，30 天为 1 个疗程。

【功效主治】活血化瘀，软坚散结，调经助孕。适用于瘀血阻滞型不孕症，症见婚后不孕、月经失调或周期正常但量少不畅、经色紫黑、夹有血块；或经行腹痛、坠胀拒按；或平时小腹作痛；或经前乳胀、胸胁胀痛；或腹部有结块。多见于输卵管炎症、输卵管阻塞、子宫内膜异位、子宫肌瘤、宫腔粘连、宫颈粘连引起的不孕症。

◎ 苍术苡仁方

【药物组成】苍术 30 克，石菖蒲 30 克，薏苡仁 50 克，白术 20 克，川芎 15 克。

【制　　法】将上药同入锅中，加水适量，煎煮 30 分钟，去渣取液，倒入泡脚桶中。

【用　　法】先熏蒸，后泡脚 30 分钟。每晚 1 次，每日 1 剂，30 天为 1 个疗程。

【功效主治】活血化瘀，燥湿祛痰。适用于痰湿阻滞型不孕症，症见婚后不孕、经期不定、经量较少、胸闷痰多、身体乏力、带下稀少。

◎ 橘皮海藻方

【药物组成】海藻 60 克，橘皮 50 克，昆布 50 克，杏仁 20 克，半夏 20 克。

【制　　法】将以上药物同入锅中，加 2000 毫升水，煎至剩余 1500 毫升时，去渣取汁，倒入泡脚桶中。

【用　　法】先熏蒸，后泡脚。每晚 1 次，每次 30 分钟，每日 1 剂，45 天为 1 个疗程。

【功效主治】燥湿化痰，调经通便。适用于痰湿阻滞型不孕症，症见婚后不孕、月经稀少、闭经、形体肥胖、面色苍白、胸闷痰多、神疲乏力、月经延后、带下色白质稀、大便溏不成形、苔白腻、脉细滑。多见于多囊卵巢综合征、闭经、月经不调引起的不孕症。

◎ 何首乌桑椹方

【药物组成】制何首乌 50 克，桑椹 30 克，黄精 20 克，黑芝麻叶 60 克。

【制　　法】将以上药物同入锅中，加水适量，煎煮30分钟，去渣取汁，倒入泡脚桶中。

【用　　法】先熏蒸，后泡脚30分钟。每晚1次，每日1剂，30天为1个疗程。

【功效主治】滋补肝肾。适用于肝肾阴虚型不孕症，症见婚后不孕、月经先期，或月经周期正常，但经量偏少色红、形体消瘦、腰膝酸痛、内心烦热、心悸失眠、口燥咽干、大便干结。

◎ 女贞子旱莲草方（二）

【药物组成】女贞子60克，旱莲草50克，桑椹40克，潼蒺藜20克。

【制　　法】将以上药物同入锅中，加水适量，煎煮30分钟，去渣取汁，倒入泡脚桶中。

【用　　法】趁热熏蒸，后泡脚30分钟。每晚1次，每日1剂，30天为1个疗程。

【功效主治】补肝益肾，润肠生津。适用于肝肾阴虚型不孕症，症见婚后不孕、月经不调、津伤口渴、肠燥便秘、腰酸耳鸣、头昏目眩。

◎ 参归橘皮方

【药物组成】人参叶15克，当归20克，橘皮30克，龙眼核40克。

【制　　法】将以上药物同入锅中，加水适量，煎煮30分钟，去渣取汁，倒入泡脚桶中。

【用　　法】先熏蒸，后泡脚30分钟。每日早、晚各1次，每日1剂，30天为1个疗程。

【功效主治】益气养血。适用于气血两虚型不孕症，症见婚后不孕、月经后期、量少色淡甚至闭经、面色无华、头晕眼花、心慌乏力、失眠健忘。多见于体质虚弱、慢性消耗性疾病、神经性厌食症引起的不孕症。

（1）应减少手术治疗，避免生殖系统各器官因此受到影响。

（2）积极治疗生殖疾病，减少性生活的频率，提高性生活的质量。

（3）心情开朗，积极乐观，消除紧张，解除精神负担，将生理与心理状态均调整到最佳，避免因情绪紧张而引起内分泌失调。

（4）劳逸结合，在治疗的同时加强身体锻炼，提高身体素质。

（5）调整营养，注重科学饮食，可适量多吃一些富含蛋白质、胆固醇的维生素A、维生素E、维生素B6的食物，并可服用一些强肾养血的中药和食品。戒烟酒。

九、更年期综合征

更年期综合征是由雌激素水平下降而引起的一系列症状。此症男女都可发生，但女性发病较早，症状也较重，一般多在 45 ～ 55 岁发病。更年期妇女由于卵巢功能减退，垂体功能亢进，分泌过多的促性腺激素，引起植物神经功能紊乱。而且女性在更年期体内气血开始衰少、精气亏乏，从而逐渐失去月经和生育功能，而出现气血不调现象。

中医学认为，更年期综合征是肾气不足，月经衰少，以致阴阳平衡失调造成。

临床表现

更年期综合征表现为面色潮红，乏力，抑郁，多虑，易激动，烦躁易怒，注意力难于集中，记忆力减退，失眠，头痛，头晕，心慌，易出汗，身体发胖，尿频，尿急，大便干燥，下肢沉重，关节痛，轻度水肿。女性患者可有月经周期紊乱，经血量时少时多，或突然停止，乳腺萎缩；男性患者可有性欲下降，甚至出现阳痿等。

泡脚良方

◎ 刀豆壳橘皮方

【药物组成】刀豆壳 30 克，橘皮 40 克，金橘叶 50 克，香附 20 克。

【制　　法】将上药入锅中，加水适量，煎煮 30 分钟后去渣取汁，倒入盆中。

【用　　法】待药温降至 40℃左右时，泡脚 30 分钟，每天 1 次，每日 1 剂，10 天为 1 个疗程。

【功效主治】疏肝解郁，理气化痰。适用于肝郁气滞型更年期综合征，症见胸胁及小腹胀满疼痛、抑郁不乐者。

◎ 郁金合欢方

【药物组成】郁金香 30 克，合欢花 30 克，月季花 30 克。

【制　　法】将上述诸药择净，放入药罐中，清水浸泡 20 分钟，加水 1500 毫升，煮沸 20 分钟后去渣取汁，倒入泡脚盆中加入适量开水。

【用　　法】待温度适宜后洗泡双脚。每次 30 分钟，每晚 1 次，每日 1 剂，连续 20 日为 1 个疗程。

【功效主治】疏肝解郁，养血理气。适用于肝郁气滞型更年期综合征伴有胸肋或小腹胀满疼痛、失眠多梦、心烦意乱者。

◎ 金橘叶青皮方

【药物组成】金橘叶 50 克，青皮 20 克，陈皮 20 克，川芎 20 克。

【制　　法】将上药入锅中，加水适量，煎煮 30 分钟后去渣取汁，倒入盆中。

【用　　法】待药温降至 40℃左右时，泡脚 30 分钟，每天 1 次，每日 1 剂，10 天为 1 个疗程。

【功效主治】疏肝解郁，理气化痰。适用于痰气交阻型更年期综合征，症见胸胁及小腹胀满疼痛、抑郁不乐者。

◎ 枸杞叶菊花方（一）

【药物组成】枸杞叶 60 克，菊花 20 克，穿心莲 15 克，苦丁茶 3 克。

【制　　法】将上药入锅中，加水适量，煎煮 30 分钟后去渣取汁，倒入盆中。

【用　　法】待药温降至 40℃左右时，泡脚 30 分钟，每天 1 次，每日 1 剂，10 天为 1 个疗程。

【功效主治】滋补肝肾，平肝降火。适用于肝阳上亢型更年期综合征，症见月经紊乱、头昏耳鸣、五心烦热、急躁口苦者。

◎ 珍珠羊藿方

【药物组成】珍珠母 30 克，淫羊藿 20 克，紫草 15 克，栀子 10 克，当归 10 克。

【制　　法】将上述诸药择净，放入药罐中，清水浸泡 20 分钟，加入水 1500 毫升，煮沸 20 分钟后去渣取汁，倒入泡脚盆中加入适量热水。

【用　　法】待温度适宜后洗泡双脚。每次 30 分钟，每日 2 次，每日 1 剂，连续 10 日为 1 个疗程。

【功效主治】滋补肝肾，育阴潜阳。适用于阴虚火旺型更年期综合征伴有头晕耳鸣，失眠多梦，烘热汗出，五心烦热，急躁口苦者。

◎ 菟丝子五味子方

【药物组成】菟丝子 30 克，五味子 20 克，杜仲 30 克，桑寄生 30 克。

【制　　法】将上药入锅中，加水适量，煎煮 30 分钟后去渣取汁，倒入盆中。

【用　　法】待药温降至 40℃左右时，泡脚 30 分钟，每天 1 次，每日 1 剂，10 天为 1 个疗程。

【功效主治】补脾益肾。适用于脾肾不足型更年期综合征，症见月经失调、形寒肢冷、腰酸浮肿者。

◎ 附片姜黄方

【药物组成】生附片 30 克，干姜 30 克，黄芪 30 克。

【制　　法】将上述诸药择净，放入药罐中，清水浸泡 20 分钟，加入水 1500 毫升，煮沸 20 分钟后去渣取汁，倒入泡脚盆中加入适量热水。

【用　　法】待温度适宜后洗泡双脚。每次 30 分钟，每日 2 次，每日 1 剂，连续 10 日为 1 个疗程。

【功效主治】温补脾肾。适用于脾肾虚寒型更年期综合征，症见月经失调、形寒肢冷、腰酸浮肿者。

◎ 女贞子旱莲草方（三）

【药物组成】女贞子 40 克，旱莲草 50 克，合欢皮 60 克，制何首乌 50 克，绿茶 5 克。

【制　　法】将上药入锅中，加水适量，煎煮 30 分钟，去渣取汁，倒入盆中。

【用　　法】待药温降至 40℃左右时，泡脚 30 分钟，每天 1 次，每日 1 剂，10 天为 1 个疗程。

【功效主治】滋补肝肾，平肝降火。适用于肝肾阴虚型更年期综合征，症见月经紊乱、头昏耳鸣、五心烦热、急躁口苦者。

♥ 温馨提示

（1）适当参加体育锻炼，每日工作不宜太累，保持良好平静的心态。

（2）饮食合理，营养适当，忌临睡前进食。注意预防骨质疏松，适当增加钙的摄入。

（3）充分合理的睡眠，对于更年期人的身心健康十分重要。

（4）有晚上工作和学习习惯者，要先做比较费脑筋的事，后做比较轻松的事，以便放松大脑，容易入睡。

第四节　男科常见疾病的泡脚良方

一、阳痿

　　阳痿是指青壮年男子，由于虚损、惊恐或湿热等原因，致使宗筋弛纵，引起阴茎痿软不举，或临房举而不坚的病证。多数患者是由精神心理因素所致，如疲劳、焦虑、紧张、情绪波动等，也有器质性病变所致。阳痿可见于其他疾病，如急慢性前列腺炎、睾丸及附睾病变、肝肾疾病、精神及神经疾病、病后虚弱及药源性疾病等。

　　中医学认为，阳痿多由房室劳损，或少年误犯手淫或惊恐伤肾引起，导致肝肾不足、命门火衰。

临床表现

　　阳痿临床表现为患者房事时阴茎不能完全勃起或勃起不坚，时时滑精，或阴茎虽能勃起，但是时间短暂，每多早泄。常伴有精神不振，头晕目眩，面色苍白，腰酸腿软，畏寒肢凉，阴囊多汗，小便黄赤等症状。阳痿患者多伴早泄。

　　器质性阳痿表现为阴茎任何时候都不能勃起，既不能在性兴奋时勃起，也没有自发性勃起；功能性阳痿则有自发性勃起，但性交时又勃起失败。阳痿患者均不同程度地处于紧张、恐惧、抑郁、焦虑和苦恼等精神状态中。

泡脚良方

◎ 杜仲桑寄生方

　　【药物组成】杜仲 50 克，桑寄生 30 克，枸杞子 30 克，锁阳 30 克，桂枝 30 克。

【制　　法】将上药同入锅中，加水适量，煎煮30分钟，去渣取汁，倒入泡脚器中。

【用　　法】待药温降至40℃左右时，泡脚10～30分钟，每天1次，2天1剂。

【功效主治】温补下元。适用于肾阳不足型阳痿。

◎ 刺五加胡芦巴方

【药物组成】刺五加30克，胡芦巴20克，巴戟天15克，川芎20克，细辛10克。

【制　　法】将上药同入锅中，加入适量的水，煎煮30分钟，去渣取汁，倒入泡脚器中。

【用　　法】待药温降至40℃左右时，泡脚30分钟，每晚1次，每日1剂，15天为1个疗程。

【功效主治】温补肾阳。适用于肾阳不足型阳痿。

◎ 锁阳补骨脂方

【药物组成】锁阳20克，胡椒20克，补骨脂30克，韭菜籽30克。

【制　　法】将上述诸药择净，放入药罐中，清水浸泡20分钟，加入水1500毫升，煮沸20分钟后去渣取汁，倒入泡脚盆中加入适量热水。

【用　　法】待温度适宜后洗泡双脚。每次30分钟，每晚1次，每日1剂，连续10日为1个疗程。

【功效主治】温肾补阳。适用于命门火衰所致的阳痿。

◎ 牛膝车前子方

【药物组成】牛膝20克，车前子20克，黄柏20克，知母20克，苍术20克。

【制　　法】将上药同入锅中，加水适量，煎煮30分钟，去渣取汁，倒入泡脚器中。

【用　　法】待药温降至40℃左右时，泡脚30分钟，每天2次，每日 1 剂，10 ～ 15 天为 1 个疗程。

【功效主治】清热利湿。适用于湿热下注型阳痿，症见小便短赤、大便干结、阴部瘙痒。

◎ 车前草蛇床子方

【药物组成】车前草 30 克，蛇床子 30 克，西瓜皮 10 克。

【制　　法】将上述诸药择净，放入药罐中，清水浸泡 20 分钟，加入水 1500 毫升，煮沸 20 分钟后去渣取汁，倒入泡脚盆中加入适量热水。

【用　　法】待温度适宜后洗泡双脚。每次 30 分钟，每晚 1 次，每日 1 剂，连续 5 ～ 10 日为 1 个疗程。

【功效主治】清热利湿。适用于湿热下注所致的阳痿。

◎ 苦参蛇床子方

【药物组成】苦参 30 克，蛇床子 30 克，知母 20 克，黄柏 15 克，首乌藤 30 克。

【制　　法】将上药同入锅中，加入适量的水，煎煮 30 分钟，去渣取汁，待药温降至 40℃左右时，倒入泡脚器中。

【用　　法】泡脚 30 分钟，每晚 1 次，每日 1 剂,15 天为 1 个疗程。

【功效主治】清热利湿。适用于湿热下注引起的阳痿，症见阴茎萎软、阴囊潮湿等。

◎ 二石首乌藤方

【药物组成】阳起石 30 克，灵磁石 30 克，首乌藤 30 克。

【制　　法】将上述诸药择净，放入药罐中，清水浸泡 20 分钟，加入水 1500 毫升，煮沸 20 分钟后去渣取汁，倒入泡脚盆中加入适量热水。

【用　　法】待温度适宜后洗泡双脚。每次 30 分钟，每晚 1 次，每日 1 剂，连续 7 ～ 10 日为 1 个疗程。

【功效主治】补肾宁神。适用于恐惧伤肾所致的阳痿。

◎ 二花龙牡方

【药物组成】红花 30 克，花椒 30 克，龙骨 30 克，牡蛎 30 克。

【制　　法】将上述诸药择净，放入药罐中，清水浸泡 20 分钟，加入水 1500 毫升，煮沸 20 分钟后去渣取汁，倒入泡脚盆中加入适量热水。

【用　　法】待温度适宜后洗泡双脚。每次 30 分钟，每晚 1 次，每日 1 剂，连续 7 ～ 10 日为 1 个疗程。

【功效主治】补肾宁神。适用于恐惧伤肾所致的阳痿。

◎ 钩藤柴胡方

【药物组成】钩藤 30 克，柴胡 10 克。

【制　　法】将上述诸药择净，放入药罐中，清水浸泡 20 分钟，加入水 1500 毫升，煮沸 20 分钟后去渣取汁，倒入泡脚盆中加入适量热水。

【用　　法】待温度适宜后洗泡双脚。每次 30 分钟，每晚 1 次，每日 1 剂，连续 10 ～ 15 日为 1 个疗程。

【功效主治】疏肝解郁，通络兴阳。适用于肝郁不舒所致的阳痿。

◎ 木通龙胆草蛇床子方

【药物组成】木通 30 克，龙胆草 30 克，蛇床子 30 克。

【制　　法】将上述诸药择净，放入药罐中，清水浸泡 20 分钟，加入水 1500 毫升，煮沸 20 分钟后去渣取汁，倒入泡脚盆中加入适量热水。

【用　　法】待温度适宜后洗泡双脚。每次 30 分钟，每晚 1 次，每日 1 剂，连续 10 ～ 15 日为 1 个疗程。

【功效主治】疏肝解郁，通络兴阳。适用于肝郁不舒所致的阳痿。

◎ 大枣胡神方

【药物组成】大枣 30 克，胡芦巴 30 克，茯神 30 克。

【制　　法】将上述诸药择净，放入药罐中，清水浸泡 20 分钟，加入水 1500 毫升，煮沸 20 分钟后去渣取汁，倒入泡脚盆中加入适量热水。

【用　　法】待温度适宜后洗泡双脚。每次 30 分钟，每晚 1 次，每日 1 剂，连续 7 ~ 10 日为 1 个疗程。

【功效主治】补益心脾。适用于心脾两虚所致的阳痿。

◎ 术远锁阳方

【药物组成】白术 30 克，远志 30 克，锁阳 30 克，胡芦巴 30 克。

【制　　法】将上述诸药择净，放入药罐中，清水浸泡 20 分钟，加入水 1500 毫升，煮沸 20 分钟后去渣取汁，倒入泡脚盒中加入适量热水。

【用　　法】待温度适宜后洗泡双脚。每次 30 分钟，每晚 1 次，每日 1 剂，连续 7 ~ 10 日为 1 个疗程。

【功效主治】补益心脾。适用于心脾两虚所致的阳痿。

💗 温馨提示

（1）本病多数为功能性病变，患者应消除心理障碍，保持心情舒畅。

（2）改变不良生活习惯，如戒烟酒，避免过度疲劳。

（3）适当体育锻炼，加强性知识教育，合理饮食，不可滥用壮阳药物。

（4）治疗期间禁止房事。

二、早泄

早泄是指性交前即排精、泄精或性交时间极短，或阴茎插入阴道就射精，随后阴茎即软，不能正常进行性交的一种病症，是一种常见的男性性功能障碍疾病。

中医学认为，本病多因房事过劳、频繁手淫或禀赋素亏、精关不固，以致肾精亏耗。肾阴不足，相火偏亢，或体虚羸弱、肾阴阳两虚。此外，过度兴奋或紧张冲动也是引起早泄的原因之一。早泄治疗应以滋阴补肾益精为主，火旺者兼降火，阳虚者兼温肾阳。

临床表现

（1）**心脾两虚型**：有心慌、心跳、心悸、神疲、记忆力减退、失眠、多梦、多汗、食欲不振、大便溏薄或便血等症状。

（2）**肝胆湿热型**：性欲亢进，有烦躁、易怒、厌食、皮肤发黄、恶心呕吐、口苦、梦遗、阴囊潮湿、小便短赤、尿后余涩、腹胀腹痛等症。

（3）**阴虚火旺型**：性欲亢进，有梦遗、心烦、易怒、口干、咽痛、口渴、喜冷饮、五心烦热、失眠、多梦、腰膝酸软、形体消瘦、尿短赤、大便干结等症。此外，本证型可能午后或夜间有低热，次日清晨自退，入睡后有盗汗，睡醒如常。

（4）**肾气不足型**：有性欲减退、滑精、耳鸣、腰膝酸软、面色苍白、夜尿频多、小便清长、尿后余涩不尽等症。

泡脚良方

◎ 锁阳苁蓉方

【药物组成】锁阳 25 克，肉苁蓉 25 克，桑螵蛸 20 克，茯苓 20 克，龙骨 15 克。

【制　　法】将上药同入锅中，加水适量，煎煮 30 分钟，去渣取汁，倒入泡脚器中。

【用　　法】待药温降至 40℃左右时，泡脚 30 分钟，每天 3 次，每日 1 剂。

【功效主治】补肾温阳，固精。适用于肾气不足型早泄，腰膝酸软。

◎ 三子仙茅汤

【药物组成】枸杞子 15 克，仙茅 15 克，蛇床子 15 克，五倍子 15 克。

【制　　法】将上药同入锅中，加入适量的水，煎沸 10 分钟，去渣取汁，倒入泡脚器中。

【用　　法】待药温降至 40℃ 左右时，泡脚 30 分钟，每晚 1 ~ 2 次，每日 1 剂，5 ~ 10 次为 1 个疗程。

【功效主治】滋肾阴，温肾阳。适用于肾气不足型早泄。

◎ 蛇床子汤

【药物组成】蛇床子 10 克，细辛 10 克，石榴皮 10 克，菊花 5 克。

【制　　法】将上药同入锅中，加入适量的水，煎煮 30 分钟，去渣取汁。

【用　　法】待药温降至 40℃ 左右时，先清洗阴茎，再倒入泡脚器中，泡脚 30 分钟，每晚 1 次，每日 1 剂，10 天为 1 个疗程。

【功效主治】温阳止泄。适用于肾气不足型早泄。

◎ 乌贼二子方

【药物组成】金樱子 50 克，乌贼骨 50 克，覆盆子 30 克，桑螵蛸 30 克。

【制　　法】将上药捣碎同入锅中，加入适量的水，煎煮 30 分钟，去渣取汁。

【用　　法】待药温降至 40℃ 左右时，先清洗阴茎，再倒入泡脚器中，泡脚 30 分钟，每晚 1 次，每日 1 剂，15 天为 1 个疗程。

【功效主治】补肾涩精。适用于肾气不足型早泄伴精神萎靡、腰酸膝软。

◎ 二子芡实方（一）

【药物组成】金樱子 10 克，五倍子 20 克，芡实 20 克，生牡蛎 30 克，生龙骨 30 克。

【制　　法】将诸药择净，放入药罐中，加清水适量，浸泡 5 ~ 10 分钟，水煎取汁，放入浴盆中。

【用　　法】先熏洗龟头部位，待温度降至 40℃左右时，将龟头浸泡到药液中 5 ～ 10 分钟，再加入适量热水泡洗双脚。每晚 1 次，每次 1 剂，15 ～ 20 天为 1 个疗程，连用 1 ～ 2 个疗程。

【功效主治】收敛止泄。适用于肾气不足型早泄。

◎ 芡实沙苑子方

【药物组成】芡实 20 克，沙苑子 20 克，莲子须 15 克，龙骨 15 克。

【制　　法】将上药同入锅中，加水适量，煎煮 30 分钟，去渣取汁，倒入泡脚器中。

【用　　法】待药温降至 40℃左右时，泡脚 30 分钟，每天 2 次，每日 1 剂。

【功效主治】补肾养阴，固精。适用于阴虚火旺型早泄、遗精、腰膝酸软。

◎ 白皮荷叶方

【药物组成】白薇 30 克，地骨皮 30 克，荷叶 30 克。

【制　　法】将上述诸药择净，放入药罐中，清水浸泡 20 分钟，加入水 1500 毫升，煮沸 20 分钟后去渣取汁，倒入泡脚盆中加入适量热水。

【用　　法】待温度适宜后洗泡双脚。每次 30 分钟，每晚 1 次，每日 1 剂，连续 10 日为 1 个疗程。

【功效主治】滋阴降火，益肾固精。适用于阴虚火旺所致的早泄。

◎ 二胡芹菜方

【药物组成】银柴胡 30 克，胡黄连 30 克，芹菜 100 克。

【制　　法】将上述诸药择净，放入药罐中，清水浸泡 20 分钟，加入水 1500 毫升，煮沸 20 分钟后去渣取汁，倒入泡脚盆中加入适量热水。

【用　　法】待温度适宜后洗泡双脚。每次 30 分钟，每晚 1 次，每日 1 剂，连续 10 日为 1 个疗程。

【功效主治】滋阴降火，益肾固精。适用于阴虚火旺所致的早泄。

◎ 黄芪枣实方

【药物组成】黄芪 30 克，酸枣仁 30 克，芡实 30 克。

【制　　法】将上述诸药择净，放入药罐中，清水浸泡 20 分钟，加入水 1500 毫升，煮沸 20 分钟后去渣取汁，倒入泡脚盆中加入适量热水。

【用　　法】待温度适宜后洗泡双脚。每次 30 分钟，每日 2 次，每日 1 剂，连续 10 日为 1 个疗程。

【功效主治】补益心脾，固涩止泄。适用于心脾两虚型早泄。

◎ 龙眼五味子方

【药物组成】龙眼壳 30 克，五味子 30 克，五倍子 30 克。

【制　　法】将上述诸药择净，放入药罐中，清水浸泡 20 分钟，加入水 1500 毫升，煮沸 20 分钟后去渣取汁，倒入泡脚盆中加入适量热水。

【用　　法】待温度适宜后洗泡双脚。每次 30 分钟，每晚 1 次，每日 1 剂，连续 10 日为 1 个疗程。

【功效主治】补益心脾，固涩止泄。适用于心脾两虚所致的早泄。

◎ 苦瓜芹菜方

【药物组成】鲜苦瓜 200 克，鲜芹菜 200 克，夏枯草 50 克。

【制　　法】将上药切碎同入锅中，加入适量的水，煎煮 30 分钟，去渣取汁。

【用　　法】待药温降至 40℃左右时，先清洗阴茎，再倒入泡脚器中，泡脚 30 分钟，每晚 1 次，每日 1 剂，15 天为 1 个疗程。

【功效主治】清泻肝经湿热。适用于肝经湿热型早泄伴口苦、咽干、心烦、尿黄者。

◎ 龙胆草黄芩方

【药物组成】龙胆草 5 克，黄芩 20 克，鲜马齿苋 100 克。

【制　　法】将上药切碎同入锅中，加入适量的水，煎煮30分钟，去渣取汁。

【用　　法】待药温降至40℃左右时，先清洗阴茎，再倒入泡脚器中，泡脚30分钟，每晚1次，每日1剂，15天为1个疗程。

【功效主治】清泻肝经湿热。适用于肝经湿热型早泄。

◎ 马兰头车前草方

【药物组成】鲜马兰头500克，鲜蒲公英500克，鲜车前草500克。

【制　　法】将上药切碎同入锅中，加入适量的水，煎煮30分钟，去渣取汁。

【用　　法】待药温降至40℃左右时，先清洗阴茎，再倒入泡脚器中，泡脚30分钟，每晚1次，每日1剂，15天为1个疗程。

【功效主治】清泻肝经湿热。适用于肝经湿热型早泄伴口苦、咽干、心烦、尿黄者。

♥ 温馨提示

（1）禁止自慰，节制房事，避免剧烈的性欲冲动，避免用重复性交的方式来延长第二次的性交时间。

（2）进行适当的文体活动，如听音乐、锻炼身体，陶冶情操、增强体质有助于防治早泄。

（3）戒酒，避免辛辣刺激。多食一些具有补肾固精作用的食物，如牡蛎、胡桃肉、芡实、栗子、甲鱼、文蛤、鸽蛋、猪腰等食品，以增强体质。

三、遗精

遗精是指不因性交而精液自行外泄的一种男性性功能障碍性疾病。

遗精一证，在《金匮要略·血痹虚劳病脉证并治》中称为"失精"和"梦失精"。有性梦而遗精，称为梦遗；无梦而遗精，甚至是清醒时精液自动流出，称为滑精。两者并称为遗精。《诸病源候论·虚劳病诸候》指出本病的病机有肾气虚弱和见闻感触等，"肾气虚弱，故精溢也。见闻感触，则动肾气，肾藏精，今虚弱不能制于精，故因见闻而精溢出也"。但如果是发育成熟的男子，每月偶有 1 ~ 2 次遗精，且次日无任何不适者，属生理现象，不是病态。若遗精次数过频，每周 2 次以上或一夜数次，且有头昏眼花、腰腿酸软、两耳鸣响等症状者，则应及时治疗。

遗精的主要病位在肾和心，并与脾、肝密切相关。多因脾肾亏虚、精关不固，或火旺湿热、扰动精室导致。多由于房事不节、先天不足、思欲不遂、湿热侵袭、疲劳过度、用心过度、恣情纵欲等因素诱发。

临床表现

（1）**阴虚火旺型：**多为有梦遗精，阳事易举，或易早泄。伴两颧潮红，头昏心慌，心烦少寐，神疲乏力。舌质偏红，苔少，脉细。宜食滋阴降火的清淡之品。

（2）**肾精不固型：**多见滑精不禁，精液清冷，精神萎靡，腰腿酸冷，面色苍白，头晕耳鸣或见囊缩湿冷，舌淡，苔白滑，脉沉溺无力。宜食温肾固涩之品。

（3）**湿热下注型：**遗精频作，茎中涩痛，小便热赤，口苦或渴，舌苔黄腻，脉滑数。宜食清热利湿之品。

泡脚良方

◎ **二子芡实方（二）**

【药物组成】沙苑子 20 克，金樱子 40 克，芡实 50 克，柏子仁 15 克，莲须 40 克。

【制　　法】将上药同入锅中，加入适量的水，煎煮 30 分钟，去渣取汁，倒入泡脚器中。

【用　　法】待药温降至 40℃ 左右时，泡脚 30 分钟，每晚 1 次，每日 1 剂，15 天为 1 个疗程。

【功效主治】补肾止遗。适用于肾精不固型遗精。

◎ 益智仁杜仲方

【药物组成】益智仁 30 克，杜仲 20 克，五倍子 15 克，桑螵蛸 20 克。

【制　　法】将上药同入锅中，加入适量的水，煎煮 30 分钟，去渣取汁，倒入泡脚器中。

【用　　法】待药温降至 40℃ 左右时，泡脚 30 分钟，每晚 1 次，每日 1 剂，15 天为 1 个疗程。

【功效主治】补肾止遗。适用于肾精不固型遗精。

◎ 五倍子五味子方

【药物组成】五倍子 50 克，五味子 30 克，黄瓜藤 200 克。

【制　　法】将上药同入锅中，加入适量的水，煎煮 30 分钟，去渣取汁，倒入泡脚器中。

【用　　法】待药温降至 40℃ 左右时，泡脚 30 分钟，每晚 1 次，每日 1 剂，15 天为 1 个疗程。

【功效主治】补肾止遗。适用于肾精不固型遗精。

◎ 龙骨牡蛎方

【药物组成】生龙骨 50 克，生牡蛎 100 克，乌贼骨 50 克，莲须 20 克，白芷 10 克。

【制　　法】将上药同入锅中，加入适量的水，煎煮 30 分钟，去渣取汁，倒入泡脚器中。

【用　　法】待药温降至 40℃ 左右时，泡脚 30 分钟，每晚 1 次，每日 1 剂，15 天为 1 个疗程。

【功效主治】补肾止遗。适用于肾精不固型遗精。

◎ 附子阳起石方

【药物组成】生附子25克，阳起石25克，穿山甲20克，母丁香20克，锁阳12克，川椒15克。

【制　　法】将上药同入锅中，加入适量的水，煎煮30分钟，去渣取汁，倒入泡脚器中。

【用　　法】待药温降至40℃左右时，泡脚30分钟，每天2～3次，每日1剂。

【功效主治】温阳固涩。适用于肾阳不足型遗精，下元虚损，腰膝酸软。

◎ 仙鹤黄芩方

【药物组成】仙鹤草30克，黄芩20克，牡丹皮20克。

【制　　法】将上药放入锅中，煎煮30分钟，去渣取汁，倒入泡脚器中。

【用　　法】待药温降至40℃左右时，先熏洗会阴部，再泡脚30分钟，每天1次，每日1剂。

【功效主治】清热止遗。适用于虚火下扰精室的遗精。

◎ 参猬汤

【药物组成】元参30克，刺猬皮30克，五倍子15克。

【制　　法】将上药同入锅中，加入适量的水，煎沸10分钟，去渣取汁，倒入泡脚器中。

【用　　法】待药温降至40℃左右时，泡脚30分钟，每晚1次，每日1剂，10次为1个疗程。

【功效主治】清热滋阴止遗。适用于阴虚火旺型遗精。

◎ 当归生地黄方

【药物组成】当归、白芍、川芎、生地黄、麦冬、知母、黄柏、黄连各等量。

【制　　法】将上药择净，同放入药罐中，加清水适量，浸泡5～10分钟后，水煎取汁，将药液放入浴盆中。

【用　　法】趁热熏洗会阴部及阴茎、阴囊，待温时泡脚。每晚1次，2日1剂，连用7～10剂。

【功效主治】清热养阴。适用于阴虚火旺型遗精。

◎ 六味地黄方（二）

【药物组成】熟地黄24克，山药12克，山萸肉12克，牡丹皮10克，茯苓9克，泽泻9克。

【制　　法】将上药同入锅中，加入适量的水，煎煮30分钟，去渣取汁，倒入泡脚器中。

【用　　法】待药温降至40℃左右时，泡脚30分钟，每晚1次，每日1剂，15天为1个疗程。

【功效主治】补肾固精。适用于阴虚火旺型遗精。

◎ 知柏泽泻方（一）

【药物组成】知母15克，黄柏15克，泽泻15克。

【制　　法】将上药择净，同放药罐中，加清水适量，浸泡5～10分钟后，水煎取汁，将药液放入浴盆中。

【用　　法】待温时泡脚。每晚1次，2日1剂，连用7～10剂。

【功效主治】养阴清热。适用于湿热下注型遗精、口渴、小便短赤、大便秘结者。

◎ 苦瓜芦根方

【药物组成】鲜苦瓜200克，鲜芦根250克，生薏苡仁50克，玉米须100克。

【制　　法】将上药同入锅中，加入适量的水，煎煮30分钟，去渣取汁，倒入泡脚器中。

【用　　法】待药温降至40℃左右时，泡脚30分钟，每晚1次，每日1剂，15天为1个疗程。

【功效主治】清热利湿。适用于湿热下注型遗精。症见遗精频数，小便混浊，阴茎痒痛，口苦苔腻。

◎ 马齿苋车前草方

【药物组成】马齿苋200克，车前草100克，蒲公英100克。

【制　　法】将上药同入锅中，加入适量的水，煎煮30分钟，去渣取汁，倒入泡脚器中。

【用　　法】待药温降至40℃左右时，泡脚30分钟，每晚1次，每日1剂，15天为1个疗程。

【功效主治】清热利湿。适用于湿热下注型遗精。症见遗精频数，小便混浊，阴茎痒痛，口苦苔腻。

◎ 苦参黄柏方（一）

【药物组成】苦参15克，黄柏15克。

【制　　法】将上药择净，同放药罐中，将药液放入浴盆中。

【用　　法】待温时泡脚。每晚1次，2日1剂，连用7～10剂。

【功效主治】清热利湿。适用于湿热下注型。症见遗精、口渴、小便短赤、大便秘结等患者。

♥ 温馨提示

（1）内裤不宜过紧，要常换，尽量使其柔软，衣裤发硬也会诱发遗精。

（2）睡眠时不要俯卧，睡时宜屈膝侧卧位，被褥不宜过厚，以免压迫和摩擦阴茎，引起阴茎充血，诱发遗精。

（3）遗精的时候不要中途忍精，不要用手捏住阴茎不使精液流出，以免败精潴留精官，变生他病。

（4）少进烟、酒、茶、咖啡、葱蒜等辛辣刺激性物品。

（5）不用烫水洗澡，节制性生活，免得引起肾元亏损。

四、前列腺炎

前列腺炎是发生于前列腺体的一种常见感染性疾病，往往与后尿道炎、精囊炎等同时发生，是青壮年男性易患的一种泌尿系统疾病。临床上有急性和慢性、细菌性和非细菌性、特异性和非特异性的区别。其中，以慢性非特异性细菌性前列腺炎多见。慢性前列腺炎可继发于急性前列腺炎或慢性尿道炎。过度饮酒、房劳过度、前列腺肥大、会阴部损伤等，往往成为其诱发因素。

中医学认为，本病属中医"白浊""淋病"范畴。本病与肾阴不足、相火旺盛，肾亏于下、封藏失职，肾阴亏耗、阴损及阳，饮酒过度，损伤脾胃有关。

临床表现

前列腺炎临床表现为尿频、排尿时尿道灼热、疼痛并放射到阴茎头部。清晨尿道口可有黏液等分泌物，还可出现排尿困难的感觉。后尿道、会阴和肛门处坠胀不适，下蹲、大便及长时间坐在椅凳上胀痛加重。慢性前列腺炎症状不典型，脓尿较少，但可伴有阳痿、早泄、遗精及血精等症状。

泡脚良方

◎ 黄柏菊花方

【药物组成】黄柏 15 克，野菊花 15 克，鱼腥草 15 克，紫草 15 克，白花蛇舌草 15 克，丹参 10 克，赤芍 10 克。

【制　　法】将上药加清水适量，浸泡 20 分钟，煎数沸，取药液与1500 毫升开水同入浴盆中。

【用　　法】趁热熏蒸肚脐处，待温度适宜时泡洗双脚，每天 2次，每次 40 分钟，每日 1 剂，15 天为 1 个疗程。

【功效主治】清热利湿，活血祛瘀。适用于下焦湿热型前列腺炎。

◎ 丹参泽兰方

【药物组成】丹参9克，泽兰9克，乳香9克，赤芍9克，王不留行9克，川楝子9克，桃仁6克，败酱草15克，蒲公英30克。

【制　　法】将上药加清水适量，煎煮30分钟，去渣取汁，与2000毫升开水一起倒入盆中。

【用　　法】先熏蒸肚脐处，待温度适宜时泡洗双脚，每天早、晚各1次，每次熏泡40分钟，每日1剂，20天为1个疗程。

【功效主治】活血化瘀，清热解毒，化湿利浊。适用于下焦湿热型慢性前列腺炎。

◎ 菊花苦参方

【药物组成】野菊花20克，苦参20克，马齿苋20克，败酱草20克，当归12克，延胡索10克，槟榔10克。

【制　　法】将上药加清水适量，浸泡20分钟，煎数沸，取药液与1500毫升开水同入盆中。

【用　　法】趁热熏蒸会阴处，待温度适宜时泡洗双脚，每天2次，每次40分钟，每日1剂，15天为1个疗程。

【功效主治】清热燥湿，活血解毒。适用于下焦湿热型前列腺炎。

◎ 吴茱萸方（一）

【药物组成】吴茱萸60克，白酒100毫升，陈醋100毫升。

【制　　法】将吴茱萸加清水2000毫升，煎至水剩1500毫升时，澄出药液，倒入盆中，调入白酒、陈醋。

【用　　法】先熏蒸会阴部，待温度适宜时泡洗双脚，每晚临睡前泡洗1次，每次40分钟，每日1剂，20天为1个疗程。

【功效主治】散寒止痛。适用于下焦虚寒型慢性前列腺炎。

（1）节制房事，注意卫生，避免受凉、劳累。

（2）加强身体锻炼，预防感冒，提高机体抗病力。

（3）应饮食清淡，忌过量饮酒及食辛辣食物，以免引起前列腺充血。

第五节　儿科常见疾病的泡脚良方

一、小儿咳嗽

咳嗽是一种反射性的动作，也是保护性动作，借以将呼吸道的异物或留在呼吸道的分泌物排出。炎症、异物或刺激性气体等对呼吸道的刺激通常由迷走神经传到咳嗽中枢，反射性地引起咳嗽。

中医学认为，小儿形气未充，肌肤柔弱，卫外功能较差，且小儿寒暖不知自调，故易为风、寒、热等外邪侵袭而生咳嗽。临床上小儿咳嗽以外感咳嗽多见。

临床表现

咳嗽本身是一种症状，根据中医辨证，可分为外感咳嗽和内伤咳嗽两类。

（1）外感咳嗽

①风寒咳嗽：初起咳嗽无痰或少痰，鼻塞流清涕，头身疼痛，恶寒不发热或有微热，无汗，苔薄白，脉浮缓或浮紧，指纹淡红。

②风热咳嗽：咳嗽，痰黄稠，咳痰不爽，发热恶风，汗出，口渴唇

燥，流黄涕，咽燥干痛或痒，便秘，小便黄，舌红苔黄，脉数，指纹鲜红。

（2）内伤咳嗽

①阳虚咳嗽：咳声不扬，痰稀色白，便溏，面色㿠白，易出汗，神疲乏力，畏寒肢冷，食欲不振，动则气急，苔薄白，舌淡红，脉缓无力。

②阴虚咳嗽：干咳无痰或少痰，吐痰胶黏，咽喉干痛，大便干燥，甚则口苦，低热或不发热，舌红无苔，脉多弦细或细数。

泡脚良方

◎ 生姜方

【药物组成】生姜 30 克。

【制　　法】将生姜洗净，切片，放入药罐中，加清水适量，浸泡 5～10 分钟后，水煎取汁，放入浴盆中。

【用　　法】待温时泡脚。每次 1 剂，每日 2～3 次，每次 10～30 分钟，连续 2～3 天。

【功效主治】温肺散寒。适用于风寒咳嗽。

◎ 牛蒡子石膏浴

【药物组成】牛蒡子 15 克，石膏 30 克，麻黄 5 克，杏仁 5 克，甘草 5 克。

【制　　法】将上药入锅中，加水适量，先浸泡 10 分钟，煎煮 30 分钟，去渣取汁，倒入泡脚盆中。

【用　　法】待药温降至 40℃左右时，先泡洗患儿全身，再泡脚 30 分钟，每天 1 次，每日 1 剂，连续 3～5 天。

【功效主治】清热宣肺，止咳化痰。适用于风热咳嗽，症见咳嗽有黄痰、口渴等。

◎ 麻杏甘草方

【药物组成】麻黄 5 克，杏仁 5 克，甘草 5 克，牛蒡子 15 克，石膏 30 克。

【制　　法】将诸药择净，同放锅中，加清水适量，浸泡 5 ~ 10 分钟后，水煎取汁，放入浴盆中。

【用　　法】待温度适宜时泡脚，每日 2 次，每次 10 ~ 30 分钟，每日 1 剂，连续 3 ~ 5 天。

【功效主治】清热宣肺，止咳化痰。适用于风热咳嗽。

◎ 陈夏苏叶方

【药物组成】陈皮 10 克，法半夏 10 克，紫苏叶 30 克。

【制　　法】将诸药择净，同放锅中，加清水适量，浸泡 5 ~ 10 分钟后，水煎取汁，放入浴盆中。

【用　　法】待温度适宜时泡脚，每日 2 次，每次 10 ~ 30 分钟，每日 1 剂，连续 2 ~ 3 天。

【功效主治】理气健脾，止咳化痰。适用于阴虚咳嗽。

◎ 红紫结参方

【药物组成】化橘红 10 克，紫菀 10 克，桔梗 10 克，太子参 10 克。

【制　　法】将诸药择净，同放锅中，加清水适量，浸泡 5 ~ 10 分钟后，水煎取汁，放入浴盆中。

【用　　法】待温度适宜时泡脚，每日 2 次，每次 10 ~ 30 分钟，每日 1 剂，连续 2 ~ 3 天。

【功效主治】宣肺理气，止咳化痰。适用于阴虚咳嗽。

◎ 黄芪补气汤

【药物组成】黄芪 10 克，白术 10 克，柴胡 10 克，升麻 10 克，桂枝 10 克，陈皮 5 克。

【制　　法】将上药入锅中，加水适量，浸泡 5 ～ 10 分钟，煎煮 30 分钟，去渣取汁，倒入泡脚盆中。

【用　　法】待药温降至 40℃左右时，浸泡双脚 20 分钟，每天 3 次，每天 1 剂，连续 7 ～ 10 天。

【功效主治】升阳健脾，益气补肺。适用于小儿咳嗽。

♥ 温馨提示

（1）注意给孩子保暖，防止受凉引起病情加重。

（2）尽量避免带孩子到人员密集的公共场所。

（3）忌寒凉食物及肥甘厚味食物，切不可盲目进补。

二、小儿厌食

小儿厌食是指小儿较长时期见食不贪、食欲不振、厌恶进食的病症，是目前儿科临床常见病之一。本病多见于 1 ～ 6 岁小儿，其发生无明显的季节差异，一般预后良好。少数长期不愈者可影响儿童的生长发育，也可成为其他疾病的发生基础。

西医学认为，引起本病的原因，一是由消化道的病变所引起，如十二指肠溃疡、胃溃疡、肝炎、慢性肠炎、泻痢或长期便秘等；二是由全身性疾病所引起，如结核病、肝功能低下、高血压、酸中毒及内分泌紊乱等。其他如过量服用金霉素、磺胺类药物，或长期的低盐饮食，也可导致食欲低下。另外，小儿情绪变化也是诱发厌食的因素之一。同时，不良的饮食习惯，如进食不定时、饭前吃糖果、生活不规律，以及外界气候的变化，也是造成厌食的原因，必须及时治疗。

中医称厌食症为"纳呆""恶食"等，其病机多因喂养不当、饮食失节，而致脾胃不健所引起。

临床表现

厌恶进食是小儿厌食症的主要临床症状。其他症状也以消化功能紊乱为主，如嗳气、恶心、多食后脘腹作胀，甚至呕吐、大便不调、面色欠华、形体偏瘦等。

（1）**脾失健运型**：主要症状为面色萎黄、不思饮食，甚至拒食。若强行进食后则会恶心、呕吐、腹胀。患者舌质淡，舌苔白不厚或薄腻。

（2）**胃阴不足型**：主要症状为口干多饮、不思饮食、大便干结，小便色黄，有的小儿皮肤干燥。舌苔多为花剥苔或无舌苔。

（3）**脾胃气虚型**：主要症状为面色白、无光泽，形体瘦弱，除厌食外，若进食稍多，则大便不通或大便溏泻。患者舌质淡，舌苔薄白。

泡脚良方

◎ 藿香吴茱萸方

【药物组成】藿香 20 克，吴茱萸 15 克，木香 10 克，丁香 3 克。

【制　　法】将以上药物同入锅中，加水适量，煎煮 30 分钟，去渣取汁，倒入泡脚桶中。

【用　　法】待药液温度降至 30℃左右时，浸泡双脚 15 分钟。每天 1 次，每日 1 剂，5 天为 1 个疗程。

【功效主治】理气开胃。适用于小儿厌食症，尤其适用于夏季使用。

◎ 陈皮山楂方

【药物组成】陈皮 20 克，怀山药 20 克，山楂 30 克，白豆蔻 2 克。

【制　　法】将以上药物同入锅中，加水适量，煎煮 30 分钟，去渣取汁，倒入泡脚桶中。

【用　　法】待药液温度降至 30℃左右时，浸泡双脚 15 分钟。每天 1 次，每日 1 剂，5 天为 1 个疗程。

【功效主治】理气开胃。适用于小儿厌食症，尤其适用于夏季使用。

◎ 谷芽麦芽方

【药物组成】炒谷芽30克，炒麦芽30克，焦山楂50克，砂仁2克。

【制　　法】将以上药物同入锅中，加水适量，煎煮30分钟，去渣取汁，倒入泡脚桶中。

【用　　法】待药液温度降至30℃左右时，浸泡双脚15分钟。每天1次，每日1剂，5天为1个疗程。

【功效主治】理气开胃。适用于小儿厌食症，尤其适用于夏季使用。

◎ 神曲麦芽方

【药物组成】炒神曲10克，炒麦芽10克，焦山楂10克，炒莱菔子6克，炒鸡内金5克。

【制　　法】将上药加清水适量，浸泡20分钟，放入砂锅内煎数沸，取药液与1000毫升开水同入脚盆中。

【用　　法】待温度适宜时泡洗双脚，每天2次，每次20分钟，每日1剂，5天为1个疗程。

【功效主治】适用于小儿厌食症。

◎ 枳术方

【药物组成】白术30克，枳壳10克。

【制　　法】将上药择净，放入药罐中，清水浸泡20分钟，加入水1500毫升，煮沸20分钟后去渣取汁，倒入泡脚盆中加入适量热水。

【用　　法】待温度适宜后洗泡双脚。每次15分钟，每日2次，每日1剂，连续5日为1个疗程。

【功效主治】益气健脾。适用于脾胃气虚型小儿厌食。

◎ 白术生谷芽方

【药物组成】神曲9克，枳实6克，陈皮6克，白术10克，生谷芽10克，生麦芽10克，焦山楂10克。

【制　法】将上药加清水适量，煎煮30分钟，去渣取汁，与1000毫升开水一起倒入盆中。

【用　法】待温度适宜时泡洗双脚，并洗小腿部，每天1次，每次20分钟，每日1剂，7天为1个疗程。偏于湿重者，加苍术10克；偏于胃阴不足者，加生地黄9克、石斛9克；病程长、偏于气虚者，加党参10克、黄芪10克。

【功效主治】健脾和胃，行气导滞。适用于脾胃虚弱型小儿厌食症。

◎ 石斛方

【药物组成】石斛30克，玉竹15克，竹叶15克，天花粉15克，芦苇15克。

【制　法】将上药择净，放入药罐中，清水浸泡20分钟，加入水1500毫升，煮沸20分钟后去渣取汁，倒入泡脚盆中，并加入适量热水。

【用　法】待温度适宜后洗泡双脚。每次15分钟，每日2次，每日1剂，连续5日为1个疗程。

【功效主治】滋阴养胃，健脾消食。适用于胃阴不足所致的小儿厌食。

◎ 莱菔子槟榔方

【药物组成】莱菔子25克，槟榔25克，高良姜20克。

【制　法】将上药加清水1500毫升，煎至水剩1000毫升时，澄出药液，倒入泡脚桶中。

【用　法】待温度适宜时泡洗双脚，并洗小腿部，每晚临睡前泡洗1次，每次20分钟，每日1剂，7天为1个疗程。

【功效主治】消食导滞开胃。适用于小儿厌食症。

💙 温馨提示

（1）带患儿到正规医院儿科或消化内科进行全面细致检查，排除可能导致厌食的慢性疾病，排除缺铁、缺锌等情况。因原发病引起的厌食，则应积极治疗原发病。

（2）饮食要规律，定时进餐，保证饮食卫生。营养要全面，多吃粗粮杂粮和水果蔬菜。节制零食和甜食，少喝饮料。

（3）改善进食环境，使孩子能够集中精力去进食，避免"追喂"等过分关注孩子进食的行为。

（4）生活规律，睡眠充足，定时排便。

（5）加强体育锻炼，并保持心情舒畅。

三、小儿遗尿

小儿遗尿俗称尿床，是指3岁以上的小儿睡中小便自遗，醒后方觉的一种疾病。3岁以内的婴幼儿，由于经脉未盛，气血未充，脏腑未坚，智力未全，尚未养成正常的排尿习惯。白天过度玩耍，酣睡不醒，偶尔尿床者，不属病态。本病虽无严重后果，但长期遗尿势必影响儿童身心健康，故应及早治疗。

西医学认为，遗尿症是由各种原因引起的大脑皮质功能紊乱而造成的膀胱排尿功能失调。

中医学认为，该病大多数是由于肺、脾、肾和膀胱功能失调所致。肾为先天之本，因先天肾气不足，膀胱虚冷不能制约水道；久病引起肺脾气虚，不能通调水道，膀胱失约而出现睡眠中随意排尿。要及时治疗。

临床表现

小儿遗尿以原发性遗尿占大多数，其中尤以夜间遗尿最常见，且以男孩多见；夜间遗尿者约有半数每晚尿床，甚至每晚遗尿 2～3 次，白天过度活动、兴奋、疲劳或躯体患病后往往遗尿次数增多，日间遗尿较少见。遗尿患儿常常伴夜惊、梦游、多动或其他行为障碍等。

遗尿属肾与膀胱虚寒者，伴有面色苍白、四肢发凉、食欲不振、腿软无力、小便清长、睡后自遗而醒后始觉、脉沉迟或细缓、苔薄白；属肺脾气虚者，伴有面色淡白、四肢无力、食欲不振、大便稀溏或咳嗽自汗、小便清长而频数、脉细缓、舌质淡苔薄白。

泡脚良方

◎ 二叶止遗方

【药物组成】淡竹叶 20 克，车前叶 20 克。

【制　　法】将上药择净，放入锅中，加清水适量，水煎取汁，放入浴盆中。

【用　　法】待温度适宜时浸洗患儿双脚。每次 10～15 分钟，每晚 1 次，每日 1 剂，连续 5～7 天。

【功效主治】清热止遗。适用于心经热盛、下移小肠所致的遗尿。

◎ 龙胆草山栀方

【药物组成】龙胆草 5 克，生山栀 20 克，生地黄 30 克，黄柏 15 克，木通 10 克。

【制　　法】将上药入锅中，加水适量，煎煮 30 分钟，去渣取汁，倒入泡脚盆中。

【用　　法】待药温降至 40℃左右时，浸泡双脚 20 分钟，每天 1 次，每日 1 剂，5 天为 1 个疗程。

【功效主治】清肝泄热。适用于肝胆火旺引起的小儿遗尿。

◎ 竹叶黄柏通草方

【药物组成】黄柏 15 克，通草 15 克，竹叶 15 克。

【制　　法】将上药入锅中，加水适量，先浸泡20分钟，再煎煮30分钟，去渣取汁，倒入泡脚盆中。

【用　　法】待药温降至40℃左右时，泡脚10～15分钟，每天1次，每日1剂，连续5～7天。

【功效主治】清热利湿止遗。适用于心经热盛所致的小儿遗尿。症见口渴面红，或口舌生疮。

◎ 补骨脂覆盆子方

【药物组成】补骨脂30克，覆盆子40克，桑螵蛸20克，远志15克，蒲黄20克。

【制　　法】将上药入锅中，加水适量，煎煮30分钟，去渣取汁，倒入泡脚盆中。

【用　　法】待药温降至40℃左右时，浸泡双脚20分钟，每天1次，每日1剂，5天为1个疗程。

【功效主治】补肾益气，缩尿。适用于小儿肾虚遗尿。

◎ 补肾止遗方

【药物组成】川续断30克，金毛狗脊30克，女贞子30克，党参20克，茯苓20克，甘草6克。

【制　　法】将上药择净，放入铁锅中，加清水适量，水煎取汁，放入浴盆中。

【用　　法】待温度适宜时浸洗患儿双脚，每次10～15分钟，每晚1次，每日1剂，连续5～7天。

【功效主治】补肾止遗。适用于肾虚遗尿。

◎ 山药益智仁方

【药物组成】山药30克，益智仁30克，乌药20克。

【制　　法】将以上药物同入锅中，加水适量，煎煮30分钟，去渣取汁，倒入泡脚桶中。

【用　　法】待药液温度降至 40℃ 左右时，浸泡双脚 20 分钟。每晚 1 次，每日 1 剂，10 天为 1 个疗程。

【功效主治】补肾益气，缩尿。适用于小儿肾虚遗尿。

◎ 地黄桑螵蛸方

【药物组成】地黄 30 克，桑螵蛸 30 克，山药 40 克，黄芪 30 克。

【制　　法】将上药入锅中，加水适量，煎煮 30 分钟，去渣取汁，倒入泡脚盆中。

【用　　法】待药温降至 40℃ 左右时，浸泡双脚 20 分钟，每天 1 次，每日 1 剂，5 天为 1 个疗程。

【功效主治】补肾益气，缩尿止遗。适用于肾虚为主的小儿遗尿。

◎ 乌梅止遗方

【药物组成】乌梅 100 克。

【制　　法】将乌梅择净，乌梅核捶破，同放入铁锅中，加清水适量，水煎取汁，放入浴盆中。

【用　　法】待温度适宜时浸洗患儿双脚，每次 10 ～ 15 分钟，每晚 1 次，每日 1 剂，连续 5 ～ 7 天。

【功效主治】补肾止遗。适用于肾虚遗尿。

◎ 白术乌梅益智方

【药物组成】白术 30 克，乌梅 30 克，益智仁 30 克。

【制　　法】将上述诸药择净，放入药罐中，清水浸泡 20 分钟，加入水 1500 毫升，煮沸 20 分钟后去渣取汁，倒入浴盆中加入适量开水。

【用　　法】先熏蒸脐部，待温度适宜后再浸泡双脚。每次 15 分钟，每晚 1 次，每日 1 剂，连续 5 ～ 7 日为 1 个疗程。

【功效主治】健脾补肺。适用于以脾肺气虚为主的小儿遗尿。

♥ 温馨提示

（1）养成良好的作息制度和卫生习惯，避免过度疲劳，掌握尿床时间和规律，夜间唤醒患儿起床排尿1～2次。白天避免过度兴奋或剧烈运动，以防夜间睡眠过深。

（2）注意保暖，避免风寒。每晚可坚持中药泡脚。

（3）晚饭后避免饮水，睡觉前排空膀胱内的尿液，可减少尿床的次数。

（4）要正确处理好引起遗尿的精神因素，耐心地对其进行教育、解释，以消除精神紧张，以免引起情绪不安。

四、小儿疳积

小儿疳积是指喂养不当，或因多种疾病的影响而引起的慢性营养障碍性疾病。西医学称之为"营养不良"。本病主要是脾胃虚弱，对摄入的营养物质不能吸收，以致代谢失常，迫使机体消耗自身组织所致。本病若得不到及时治疗，可造成抵抗力低下，容易并发各种感染性疾病。本病可发生于任何年龄的小儿，但以5岁以下小儿多见。

中医学认为，本病的病机为喂养不当，损伤脾胃，津气耗伤，影响生长发育。

临床表现

小儿疳积临床表现以面色萎黄、皮肤干枯、肌肉消瘦、腹部膨大、青筋暴露、毛发稀疏无光泽为特征。患儿形体消瘦，重者干枯赢瘦，饮食异常，大便干稀不调，腹胀，面色不华，毛发稀疏枯黄，烦躁不宁或萎靡不振，揉眉擦眼，吮指，磨牙。

泡脚良方

◎ 二仁栀子汤

【药物组成】桃仁 20 克，杏仁 20 克，栀子 20 克。

【制　　法】将上药择净，放入药罐中，加水 1500 毫升，煮沸后去渣取汁。

【用　　法】待温后浸泡双脚，每日睡前 1 次，每次 15 分钟，每 2 日换药 1 剂，7 日为 1 个疗程。

【功效主治】清热利湿，润肠通便。适用于小儿疳积郁热。

◎ 胡黄连白芍方

【药物组成】胡黄连 15 克，青皮 15 克，白芍 20 克，白术 30 克，橘皮 30 克。

【制　　法】将以上药物同入锅中，加水适量，煎煮 30 分钟，去渣取汁，倒入泡脚桶中。

【用　　法】待水温降至 30℃时，浸泡双脚 15 分钟。每晚 1 次，每日 1 剂，10 天为 1 个疗程。

【功效主治】清热理气，健脾助运。用于小儿疳积，尤其适用于贪吃所致的腹泻便溏。

◎ 白矾陈醋方

【药物组成】白矾 20 克，陈醋 20 克。

【制　　法】将上药入锅中，加水适量，煎沸后取药汁，放盆内。

【用　　法】待药温降至 40℃左右时，泡脚 20 ~ 30 分钟，每日 1 剂，每天 2 次。

【功效主治】温胃散寒。适用于虚寒型疳积。症见形体消瘦，面色萎黄，肚腹膨胀，毛发稀疏，精神不振，咬指磨牙，动作异常，舌淡，苔腻，脉沉细。

◎ **桃枝柳枝汤**

【药物组成】桃枝 60 克，柳枝 60 克。

【制　　法】将上药择净切碎，放入药罐中，加水 1500 毫升，煮沸后去渣取汁。

【用　　法】待温后浸泡双脚，每日睡前 1 次，每次 15 分钟，每日换药 1 剂，7 日为 1 个疗程。

【功效主治】活血通络，消积化滞。适用于小儿疳积。

◎ **大腹皮楂曲方**

【药物组成】大腹皮 20 克，山楂 30 克，神曲 30 克，薄荷 15 克。

【制　　法】将以上药物同入锅中，加水适量，煎煮 30 分钟，去渣取汁，倒入泡脚桶中。

【用　　法】待水温降至 30℃时，浸泡双脚 15 分钟。每晚 1 次，每日 1 剂，10 天为 1 个疗程。

【功效主治】健脾助运，理气开胃。适用于小儿疳积。

◎ **半夏茯苓汤**

【药物组成】连翘 10 克，神曲 10 克，山楂 10 克，麦芽 10 克，莱菔子 10 克，陈皮 10 克，半夏 3 克，茯苓 3 克。

【制　　法】将上药择净，放入药罐中，加水 1500 毫升，煮沸后去渣取汁。

【用　　法】待温后浸泡双脚，每日睡前 1 次，每次 15 分钟，每日换药 1 剂，7 日为 1 个疗程。

【功效主治】补气健脾，消食化滞。适用于疳积兼痰阻喜呕者。

◎ **四君子汤**

【药物组成】党参 12 克，白术 10 克，茯苓 3 克，甘草 5 克。

【制　　法】将上药择净，放入药罐中，加水 1500 毫升，煮沸后去渣取汁。

【用　　法】待温后浸泡双脚，每日睡前 1 次，每次 15 分钟，每日换药 1 剂，7 日为 1 个疗程。

【功效主治】补气健脾，消食化滞。适用于疳积兼倦而乏力者。

◎ 苍术山楂方

【药物组成】苍术 30 克，焦山楂 30 克，白术 20 克，陈皮 20 克。

【制　　法】将以上药物同入锅中，加水适量，煎煮 30 分钟，去渣取汁，倒入泡脚桶中。

【用　　法】待水温降至 30℃时，浸泡双脚 15 分钟。每晚 1 次，每日 1 剂，10 天为 1 个疗程。

【功效主治】健脾助运，理气开胃。适用于小儿疳积。

◎ 二仁山楂方

【药物组成】桃仁 20 克，杏仁 20 克，生山楂 20 克。

【制　　法】将上药同入锅中，加水适量，煎沸后取药汁，放入盆内。

【用　　法】待药温降至 40℃左右时，泡脚 20 分钟，每日 1 剂，每天 2 次。

【功效主治】消食导滞，润肠通便。适用于疳积初、中期。症见形体消瘦，面色萎黄，肚腹膨胀，毛发稀疏，精神不振，大便干稀不调，易发脾气，舌淡红，苔薄微腻，脉细。

◎ 行气消积方

【药物组成】陈皮 8 克，枳壳 6 克，川厚朴 5 克，白术 6 克，大黄 7 克，茯苓 7 克。

【制　　法】将上药入锅中，加水适量，煎煮 40 分钟，去渣取汁，倒入泡脚盆中。

【用　　法】先熏蒸，待药温降到 40℃时，浸泡双脚 10 ～ 15 分钟，每日 1 剂，每天 3 次。

【功效主治】健脾助运，行气消积。适用于小儿营养不良。

◎ 白术陈皮方

【药物组成】白术 20 克，陈皮 15 克，枳实 15 克，扁豆 30 克，山楂 30 克。

【制　　法】将以上药物同入锅中，加水适量，煎煮 30 分钟，去渣取汁，倒入泡脚桶中。

【用　　法】待水温降至 30℃时，浸泡双脚 15 分钟。每晚 1 次，每日 1 剂，10 天为 1 个疗程。

【功效主治】健脾助运，理气开胃。适用于小儿疳积。

♥ 温馨提示

（1）提倡母乳喂养，乳食定时定量，按时按序添加辅食，供给多种营养物质，以满足小儿生长发育的需要。

（2）添加食物不要过急过快，应根据患儿情况给予营养丰富、易于消化的食物。食物要新鲜多样，多吃蔬菜和水果。

（3）合理安排小儿生活起居，保证充足的睡眠时间，经常参加户外活动，呼吸新鲜空气，多晒太阳，增强体质。

（4）纠正饮食偏嗜，忌过食肥甘滋补、贪吃零食、饥饱无常等不良饮食习惯。

（5）发现体重不增或减轻，食欲减退时，要尽快查明原因，及时加以治疗。

五、小儿腹泻

小儿腹泻又称小儿肠炎或消化不良，是一种胃肠功能紊乱综合征，以腹泻为主要表现。夏秋季节发病率最高，多见于 2 岁以下的婴幼儿。腹泻原因很多，如能确定其病因为某种特异性细菌或病毒，可称之为该细菌性或病毒性肠炎；如病原微生物不能确定，或由其他原因引起者，统称小儿腹泻。

中医学认为，本病多由感受风寒、暑湿，或伤于乳食，或服食攻伐药物过度，以致脾胃功能失常所致。其病机主要由于小儿脾胃虚弱，受内外因素刺激损伤脾胃所致。

临床表现

小儿腹泻通常表现为每日排便 5 ～ 10 次不等，大便稀薄，呈黄色或黄绿色稀水样，似蛋花汤，或夹杂有未消化食物，或含少量黏液，有酸臭味，偶有呕吐或溢乳，食欲减退。患儿体温正常或偶有低热。重者血压下降，心音低钝，可发生休克或昏迷。

（1）伤食泻：临床表现为脘腹胀满，时见腹痛，痛则欲泻，泻后痛减，粪便酸臭，或如败卵，嗳气、呕吐、不思乳食、夜卧不安、舌苔厚腻或微黄。

（2）风寒泻：临床表现为泄泻清稀，臭味不甚，肠鸣腹痛，或兼恶寒发热、舌苔白滑。

（3）湿热泻：临床表现为泻下稀薄，水分较多，或如水注，粪色深黄而臭，或微见黏液，腹部时感疼痛，食欲不振，肢体倦怠，发热或不发热，小便短黄，口渴，舌苔黄腻。

（4）脾虚泻：临床表现为大便稀溏，多见食后即泻，色淡不臭，时轻时重，面色萎黄，肌肉消瘦，神疲倦怠，舌淡苔白，易反复发作。

（5）脾肾阳虚泻：临床表现为久泻不止，食入即泻，粪质清稀，完谷不化，或见脱肛，形寒肢冷，舌淡苔白，脉象微细。

泡脚良方

◎ 猪殃殃方

【药物组成】猪殃殃（拉拉藤）250 克（鲜者加倍）。

【制　　法】将上药洗净，切碎，加水 2000 毫升，煎取 1500 毫升，置浴盆中。

【用　　法】待温度适宜时，让患儿赤足站立于药液中，以药液不超过足踝为度，每次浸泡 10 分钟，每日 2 次，每日 1 剂，连用 3 天，慢性腹泻患儿可连续应用 5 ~ 7 天。

【功效主治】温脾止泻。适用于婴幼儿腹泻。

◎ 艾草胡椒方

【药物组成】蕲艾叶 50 克，白胡椒 25 克，透骨草 25 克。

【制　　法】将上药择净，加水 500 ~ 1000 毫升，水煎 10 ~ 15 分钟后去渣取汁，将药汁倒入盆中。

【用　　法】以不烫为度，将患儿双脚置入浸洗 10 ~ 15 分钟，每日 3 次，每剂可煎 3 次，连续 1 ~ 4 天。

【功效主治】健脾温中。适用于小儿腹泻。

◎ 麦麸高粱壳方

【药物组成】麦麸 50 克，高粱壳 50 克。

【制　　法】将上药择净，加清水适量，浸泡 5 ~ 10 分钟，再以武火煮沸 15 分钟后，连渣带汤倒入浴盆中。

【用　　法】趁热先熏患儿足腿部，待温度适宜时泡脚，每次5 ~ 10 分钟，每日 2 ~ 4 次，每日 1 剂，连续 2 ~ 3 天。

【功效主治】健脾利湿。适用于小儿腹泻。

◎ 艾叶乌梅汤

【药物组成】艾叶 50 克，乌梅 25 克，透骨草 25 克。

【制　　法】将上药择净捣碎，放入药罐中，加水 1500 毫升，煮沸后去渣取汁。

【用　　法】待温至婴幼儿能耐受时浸泡擦洗双脚，每日 3 次，每次 15 分钟，每日换药 1 剂，7 日为 1 个疗程。

【功效主治】健脾温中。适用于小儿腹泻。

◎ 银杏叶方（一）

【药物组成】银杏叶100克。

【制　　法】将银杏叶加水约2000毫升，煎煮20分钟。

【用　　法】待水温至35℃，婴儿能耐受时，浸泡搓洗患儿双脚20分钟，每日1剂，分2次外洗，连续5～7天。

【功效主治】健脾利湿。适用于小儿腹泻。

♥ 温馨提示

（1）轻症可减少奶量，代以米汤、糖盐水等；重症应禁食8～24小时，并静脉补液。

（2）加强体弱婴幼儿的护理工作，避免交叉感染，合理应用抗生素。

（3）做好肛门的清洁护理，以免肛门周围红肿和发生溃烂。

（4）注意饮食卫生，按时添加辅食。增强体质，避免不良刺激。

第六节　五官科常见疾病的泡脚良方

一、痤疮

痤疮又称青春痘，是青春期常见的一种慢性毛囊皮脂腺炎症性疾病，是青少年时期常见的一种皮肤病。本病好发于面部、上胸、肩胛间及胸背部。

中医学认为，本病多为肺热及血热郁滞肌肤，或过食膏粱厚味，致使脾胃积热，上蕴肌肤，或肌肤不洁，热毒壅盛所为，当以清热解毒、凉血行滞为治，可选用下列泡脚方。

临床表现

痤疮初为毛囊性小丘疹，顶端有黑色栓塞物，故称黑头粉刺，用手挤压后可排出牙膏样乳酪物，严重者可有脓疱、结节、脓肿、瘢痕及色素沉着。

泡脚良方

◎ 苦参首乌方

【药物组成】苦参50克，生何首乌50克，当归50克，白醋500毫升。

【制　　法】将诸药分别择净，放入白醋中，先浸泡5～10分钟，再加入适量清水，水煎取汁。

【用　　法】将药液倒入碗中一部分，用消毒棉签蘸药液早晚搽患处，再将余药液倒入浴盆中，待温时泡脚。每次10～20分钟，每日2次，每日1剂，20天为1个疗程，连续2～3个疗程。

【功效主治】清热燥湿，解毒活络。适用于痤疮。

◎ 黄芩川芎方

【药物组成】黄芩9克，天花粉9克，葛根9克，生地黄9克，赤芍9克，川芎9克，当归6克，红花6克，薄荷2克。

【制　　法】将上药加清水适量，煎煮30分钟，去渣取汁，与2000毫升开水一起倒入盆中。

【用　　法】先熏蒸擦洗患处，待温度适宜时泡洗双脚，每日1次，每日1剂，每次熏泡40分钟，10天为1个疗程。

【功效主治】清热滋阴，凉血活血。适用于痤疮。

◎ 葛根桑叶方

【药物组成】葛根30克，桑叶50克（鲜品100克），野菊花40克。

【制　　法】将葛根、桑叶、野菊花同入锅中，加水适量，煎煮30

分钟，去渣取汁。

【用　　法】待药汁放置至40℃时，清洗颜面痤疮部位，然后倒入泡脚桶中，泡脚30分钟。每晚1次，每日1剂，20天为1个疗程。

【功效主治】疏风散热，凉血降火。适用于各类痤疮。

◎ 银翘解毒方

【药物组成】金银花10克，连翘10克，黄芩10克，黄柏10克，大黄10克。

【制　　法】将诸药择净，放入药罐中，加入清水少许，先浸泡5～10分钟，水煎取汁。

【用　　法】用消毒药棉蘸药液外搽患处，每日2～3次，再将余药液倒入浴盆中，待温时泡脚。每次10～20分钟，每日2次，每日1剂，10天为1个疗程，连续1～2个疗程。

【功效主治】清热解毒，活血消肿。适用于痤疮。

◎ 苦丹方

【药物组成】苦参30克，牡丹皮30克，龙胆草30克，蒲公英30克，乌鸦藤根30克，地肤子20克，大青叶20克。

【制　　法】将诸药分别择净，放入药罐中，加入清水少许，先浸泡5～10分钟，水煎取汁。

【用　　法】将药液倒入碗中一部分，用消毒棉签蘸药液外搽患处，每日2次。再将余药液倒入浴盆中，待温时泡脚。每次10～20分钟，每日2次，每日1剂，连续30天。

【功效主治】清热利湿，解毒消肿。适用于痤疮。

◎ 桑白皮枇杷叶方

【药物组成】桑白皮125克，生枇杷叶125克，冰片3克。

【制　　法】将前2味药加清水适量，煎煮30分钟，去渣取汁，与2000毫升开水一起倒入盆中，纳入冰片。

【用　　法】先熏蒸擦洗患处，待温度适宜时泡洗双脚。每日早晚各1次，每次熏泡40分钟，每日1剂，10天为1个疗程。

【功效主治】清热泻火。适用于痤疮。

◎ 生地赤芍方

【药物组成】生地黄20克，牡丹皮20克，赤芍30克，生大黄15克。

【制　　法】将生地黄、赤芍、牡丹皮同入锅中，加水适量，煎煮30分钟后放入生大黄，再煮5分钟，去渣取汁。

【用　　法】待药汁放置至40℃时，清洗颜面痤疮部位，然后倒入泡脚桶中，泡脚30分钟。每晚1次，每日1剂，20天为1个疗程。

【功效主治】清热泻火，泻肺通便。适用于各类痤疮，对伴有大便秘结者尤为适宜。

❤ 温馨提示

（1）痤疮是青春期常见的皮肤病，轻症不需治疗，注意面部的清洁卫生，经常清除过多的油脂，保持皮脂腺的畅通。不要乱用护肤品，禁用溴、碘类药物。

（2）患者要注意调整饮食结构，改变饮食习惯，饮食宜清淡，少吃甜食、高脂肪类及油炸类食物，多吃蔬菜和水果，保持大便通畅。

（3）常用热水、肥皂洗涤患部。颜面局部红肿热痛，皮肤有损伤时，切忌用手挤捏，以免感染发炎，宜做头部按摩和耳穴按摩。

（4）克服急躁情绪，保持心情舒畅。

（5）出现痤疮感染、头痛发热者，应去医院治疗。

二、湿疹

湿疹为一种常见的过敏性炎症性皮肤病，分为急性与慢性两种。急性湿疹可发于全身任何部位，皮疹为弥漫性或散在性，境界不清。慢性湿疹多由急性湿疹演变而来，也可开始即为慢性者。足部药浴的同时，若能用纱布蘸药液清洗患处，则疗效更好。

中医称本病为"湿疮"。其基本病机为禀赋不耐，风湿热邪客于肌肤，病久血虚风燥，肌肤失养。

临床表现

湿疹初起时皮肤潮红，很快出现丘疹、水疱、脓疱、糜烂、渗出、结痂，最后脱屑而愈。多数患者自觉瘙痒、灼热，搔抓、摩擦后，容易糜烂。

慢性湿疹的皮疹呈局限性，境界比较明显；患处皮肤增厚、粗糙，呈苔藓样变化，有少量鳞屑、抓痕、血痂、色素沉着。有时伴有不同程度的潮红、糜烂，自觉瘙痒，关节处皮肤容易皲裂，引起疼痛。

泡脚良方

◎ 苍耳子防风方

【药物组成】苍耳子50克，金银花藤50克，防风20克，白鲜皮30克，蛇床子30克。

【制　法】将以上5种中药放入锅中，加水适量，煎煮30分钟，去渣取汁，与3000毫升温水同入泡脚桶中。

【用　法】一边泡脚，一边用纱布蘸药液清洗患处。每晚1次，每次30分钟，每日1剂，7天为1个疗程。

【功效主治】散风通络，除湿止痒。适用于各类慢性湿疹。

◎ 生地白鲜皮方

【药物组成】生地黄30克，板蓝根30克，苦参30克，白鲜皮50

克，黄芩 40 克。

【制　　法】将以上 5 种中药放入锅中，加水适量，煎煮 30 分钟，去渣取汁，与 3000 毫升温水同入泡脚桶中。

【用　　法】一边泡脚，一边用纱布蘸药液清洗患处。每晚 1 次，每次 30 分钟，每日 1 剂，7 天为 1 个疗程。

【功效主治】清热，化湿，止痒。适用于急性湿疹，症见皮肤潮红、灼热瘙痒、水疱、糜烂、抓破后渗水。

◎ 芒硝蛇床子方

【药物组成】芒硝 50 克，蛇床子 30 克，苦参 20 克，白鲜皮 20 克。

【制　　法】将诸药（除芒硝）择净，放入药罐中，加入清水适量，浸泡 5 ~ 10 分钟后，水煎取汁，加芒硝溶化，放入浴盆中。

【用　　法】用消毒纱布蘸药液洗浴患处，待温度适宜时泡脚。每日 2 ~ 3 次，每日 1 剂，连续 3 ~ 5 天。

【功效主治】清热解毒，燥湿逐水。适用于湿疹。

◎ 吴萸蛇床子方

【药物组成】吴茱萸 25 克，蛇床子 20 克，苦参 10 克，枯矾 5 克，雄黄 5 克。

【制　　法】将诸药（除枯矾、雄黄）择净，放入药罐中，加入清水适量，浸泡 5 ~ 10 分钟后，水煎取汁，加枯矾、雄黄溶化，放入浴盆中。

【用　　法】用消毒纱布蘸药液洗浴患处，待温度适宜时再将双脚放入泡脚。每日 2 ~ 3 次，每日 1 剂，连续 3 ~ 5 天。

【功效主治】祛风解毒，除湿止痒。适用于湿疹。

◎ 苦参黄柏方（二）

【药物组成】苦参 30 克，淡竹叶 30 克，黄柏 20 克，黄芩 15 克，知母 10 克。

【制　　法】将以上 5 种中药放入锅中，加水适量，煎煮 30 分钟，去渣取汁，与 3000 毫升温水同入泡脚桶中。

【用　　法】一边泡脚，一边用纱布蘸药液清洗患处。每晚 1 次，每次 30 分钟，每日 1 剂，7 天为 1 个疗程。

【功效主治】清凉降火，燥湿止痒。适用于急性湿疹，症见皮肤瘙痒、水疱、心慌、烦躁。

♥ 温馨提示

（1）本病属慢性反复发作性的顽症，根治很难。要积极寻找本病的发生原因，详细了解患者的工作环境、生活习惯、饮食、嗜好及思想情绪等方面的情况，并对身体进行全面检查，及时发现有无病灶及内脏疾病，以除去可能的致病因素。

（2）注意饮食起居，避免食用致敏和刺激性的食物，如鱼、虾、浓茶、咖啡、酒类等。

（3）避免各种外界刺激，如热水烫洗、暴力搔抓、过度洗拭以及皮毛制品等易致敏物品。

三、口疮

口疮即口腔溃疡，是口腔黏膜疾病中最常见的溃疡性损害，具有周期性复发的规律，所以常称为复发性口疮。

本病属中医"口疳""口疮"范畴，发病与心肾不交、虚火上炎或脾胃湿热有关，治宜滋阴清火、清泻胃热。中医泡脚对治疗口疮有一定的辅助疗效。

临床表现

根据口疮的病因、病机可分为虚、实两类。

实证的表现是：发病迅速，病程短，一般 7 ~ 10 天逐步愈合，愈后不留瘢痕；溃疡好发于口腔前半部位，多见于唇、舌、颊及口底等部位，龈、腭少见；初起的红赤稍隆起，中央出现溃点，逐渐扩大凹陷，呈绿豆粒大或黄豆粒大小，圆形或椭圆形，表面多覆有黄白色膜，周围绕有红晕。

虚证的表现是：发病稍缓，病程长，易反复发作，间歇期时间长短不等，终年不断，此起彼伏。溃疡多发于口腔前半部，但久病者逐渐向口腔后部移行，侵及软腭及腭弓。溃疡大小不等，周围微红不肿；溃点数量少而分散；溃疡疼痛轻微或不痛。

泡脚良方

◎ 竹叶车前草方

【药物组成】淡竹叶 10 克，车前草 10 克。

【制　　法】将 2 药择净，加入清水适量，浸泡 10 ~ 15 分钟后，水煎去渣取汁，将药汁倒入浴盆中。

【用　　法】待温度适宜时，将双脚置入泡脚。每次 10 ~ 15 分钟，每日 1 ~ 2 次，每日 1 剂，连续 3 ~ 5 天。

【功效主治】清凉解热，凉血泻火。适用于口疮。

◎ 黄柏山豆根方

【药物组成】黄柏 20 克，金银花 20 克，山豆根 50 克，玄明粉 30 克。

【制　　法】将前 3 味药同入锅中，加水适量，煎煮 30 分钟，去渣取汁，调入玄明粉。

【用　　法】待玄明粉溶化后倒入泡脚桶中，泡脚 30 分钟。每晚 1 次，每日 1 剂，10 天为 1 个疗程。

【功效主治】清热解毒，泻火消肿。适用于复发性口疮、溃疡红肿疼痛。

◎ 生地木通方

【药物组成】生地黄 30 克，木通 10 克，玄参 20 克，芦根 50 克，生甘草 5 克。

【制　　法】将以上药物同入锅中，加水适量，煎煮 30 分钟，去渣取汁。

【用　　法】先取 1 小杯药汁用于漱口，然后将剩余药汁倒入泡脚桶中，泡脚 30 分钟。每晚 1 次，每日 1 剂，10 天为 1 个疗程。

【功效主治】清热滋阴，降火消肿。适用于复发性口疮，症见溃疡红肿疼痛、口臭、便秘者。

◎ 生地丹皮方（二）

【药物组成】生地黄 30 克，牡丹皮 15 克，知母 15 克，黄柏 15 克，玄参 20 克。

【制　　法】将以上药物同入锅中，加水适量，煎煮 30 分钟，去渣取汁。

【用　　法】先取 1 小杯药汁用于漱口，然后将剩余药汁倒入泡脚桶中，泡脚 30 分钟。每晚 1 次，每日 1 剂，10 天为 1 个疗程。

【功效主治】滋阴清火，活血化瘀。适用于复发性口疮，症见溃疡红肿不明显、疲劳易发作者。

◎ 三黄牛膝方

【药物组成】川黄连 15 克，黄芩 15 克，生大黄 15 克，牛膝 9 克。

【制　　法】将上药加清水适量，煎煮 30 分钟，去渣取汁，取一杯漱口，余液与 2000 毫升开水一起倒入盆中。

【用　　法】待温度适宜时泡洗双脚。每日 1 次，每次泡洗 40 分钟，每日 1 剂，10 天为 1 个疗程。

【功效主治】清热泻火，散瘀导滞。适用于实证口疮。

> ♥ **温馨提示**

（1）注意口腔清洁并调整饮食结构，多吃水果、蔬菜，忌油腻辛辣食物。

（2）口疮应及早治疗，以防止在白色溃烂小疱的相邻处形成较大的溃疡面。

（3）注意肠胃健康，保持大便通畅。

（4）劳逸有度，减少房事。

四、睑缘炎

睑缘炎是指眼睑边缘的皮肤、睫毛毛囊及其腺体的慢性炎症，俗称"烂眼边"。日久可使睫毛稀疏不整，或乱生，或秃睫，以致睑弦变形，甚至可因倒睫或胞睑闭合不全，而并生星点云翳诸症。

中医学认为，本病多因脾胃湿热蕴积或内夹心火，复受风邪，风湿热三邪相搏，停聚于胞睑而发。中药泡脚对治疗本病有一定的辅助疗效。

临床表现

本病初起眼缘睑微红，漫生透明水疱样细小湿疹，痒痛时频喜揉擦。若疱疹溃破，则睑缘红赤而微肿，糜烂胶黏，偶有羞明流泪。或有两目皮肤赤烂，眦角有灰黄色脓液聚集，并有眦部白睛红赤，自觉异物感、奇痒，或仅觉微痒、涩痛；于睫毛根部有糠麸样皮屑附着，除去皮屑后，睑缘皮肤红赤。

泡脚良方

◎ **苦参黄连方**

【**药物组成**】苦参 25 克，黄连 25 克，五倍子 15 克，荆芥穗 15 克，防风 15 克，蕤仁 15 克。

【制　　法】将上药入锅中，加水适量，煎熬待沸后，过滤去渣。

【用　　法】先用药液熏洗患眼，然后倒入泡脚盆中，待药温降至40℃左右时泡脚，每次 20 分钟，每天 2 次，每日 1 剂。

【功效主治】清热渗湿，化腐生肌。适用于睑缘炎。

◎ 蒲公英千里光方

【药物组成】蒲公英 10 克，野菊花 10 克，防风 10 克，淡竹叶 10 克，蝉蜕 10 克，千里光 20 克，金银花 15 克，紫花地丁 15 克。

【制　　法】将上药加清水 2000 毫升，煎至水剩 1500 毫升时，盛出药液，倒入脚盆中。

【用　　法】待温度适宜时泡洗双脚。每晚临睡前泡洗 1 次，每次40 分钟，每日 1 剂，7 天为 1 个疗程。

【功效主治】清热解毒，清心降火。适用于睑缘炎。

◎ 防风白芷方

【药物组成】防风 25 克，杏仁 25 克，白芷 15 克，荆芥 15 克。

【制　　法】将上药入锅中，加水适量，煎熬待沸后，过滤去渣。

【用　　法】先用药液熏洗患眼，然后倒入泡脚盆中，待药温降至40℃左右时泡脚，每次 20 分钟，每天 2 ~ 3 次，每日 1 剂。

【功效主治】祛风退肿，祛腐敛疮。适用于风眩赤眼。

◎ 苦参菊花方

【药物组成】苦参 25 克，菊花 25 克，防风 20 克，马尾莲 15 克，白鲜皮 15 克，蛇床子 15 克。

【制　　法】将上药入锅中，加水适量，煎熬待沸后，过滤去渣。

【用　　法】先用药液熏洗患眼，然后倒入泡脚盆中，待药温降至40℃左右时泡脚，每次 20 分钟，每天 2 ~ 3 次，每日 1 剂。

【功效主治】清热解毒，祛风止痒。适用于睑缘炎痒痛。

◎ 枯草银菊竹浴

【药物组成】夏枯草 10 克，金银花 10 克，野菊花 10 克，淡竹叶 10 克。

【制　法】将上药同入锅中，加入适量的水，先浸泡 5 ~ 10 分钟，煎煮 30 ~ 40 分钟，去渣取汁。

【用　法】先用药液熏洗眼部，然后倒入泡脚器中，待药温降至 40℃左右时，泡脚 30 分钟，每晚 2 次，每天 1 剂，连用 2 ~ 3 天。

【功效主治】清热明目，解毒消肿。适用于睑缘炎。

◎ 紫花地丁绿茶方

【药物组成】紫花地丁 60 克，绿茶 5 克，精盐适量。

【制　法】将前 2 味药同入锅中，加水适量，煎煮 30 分钟，去渣取汁，调入精盐。

【用　法】待盐溶化后，取 1 小杯药汁清洗患眼，然后将剩余药汁倒入泡脚桶中，泡脚 30 分钟。每晚 1 次，每日 1 剂,3 天为 1 个疗程。

【功效主治】清热泻火，活血止痒。适用于急性睑缘炎。

◎ 苦参当归方

【药物组成】苦参 30 克，当归 15 克，川芎 15 克，荆芥 10 克。

【制　法】将上药同入锅中，加入适量的水，煎煮 30 分钟，去渣取汁。

【用　法】取 1 小杯药汁熏洗患眼，剩下的倒入泡脚器中，待药温降至 40℃左右时，泡脚 30 分钟，每晚 1 次，每日 1 剂,3 天为 1 个疗程。

【功效主治】清热泻火，活血止痒。适用于急性睑缘炎。

◎ 五倍子防风方

【药物组成】五倍子 15 克，荆芥 15 克，防风 15 克，黄连 15 克，苦参 20 克，当归 20 克，铜绿 2 克。

【制　法】将上药入锅中，加水适量，煎熬待沸后，过滤去渣。

【用　　法】先用药液熏洗患眼，然后倒入泡脚盆中，待药温降至40℃左右时泡脚，每次20分钟，每天3次，每日1剂,。

【功效主治】燥湿祛风，清热化瘀。适用于睑缘炎。

◎ 穿心莲白鲜皮方

【药物组成】穿心莲30克，白鲜皮20克，精盐6克。

【制　　法】将前2味药同入锅中，加水适量，煎煮30分钟，去渣取汁，调入精盐。

【用　　法】待盐溶化后，取1小杯药汁清洗患眼，然后将剩余药汁倒入泡脚桶中，泡脚30分钟。每晚1次，每日1剂,3天为1个疗程。

【功效主治】清热泻火，解毒止痒。适用于急性睑缘炎。

◎ 菊花灯心方

【药物组成】菊花20克，艾叶20克，黄柏20克，灯心草20克。

【制　　法】将上药放入锅中，加水适量，煎熬待沸后，过滤去渣。

【用　　法】先用药液熏洗患眼，然后倒入泡脚盆中，待药温降至40℃左右时泡脚，每次20分钟，每天2次，每日1剂。

【功效主治】清热散风，利尿除湿。适用于溃疡睑缘炎。

♥ 温馨提示

（1）泡脚水可先熏眼部，后泡脚。症状重者，应去医院治疗。

（2）在气温寒冷的冬天或气温骤降时，可做面部热敷，以利睑腺管的畅通。

（3）注意用眼卫生，屈光不正者，应合理矫正。局部禁止不适当的挤压，以免病菌向眶内甚至颅内扩散。

（4）患者平时要多吃含维生素丰富的水果和蔬菜，治疗期间少食或不食辛辣油炸食物。

五、慢性咽炎

慢性咽炎为咽部黏膜、黏膜下及淋巴组织的弥漫性炎症，常为呼吸道慢性炎症的一部分。其病程较长，易反复发作，多由急性咽炎反复发作逐渐转变而成，尤与长期嗜烟酒、辛辣及有害气体刺激有关。此外，慢性鼻炎、鼻窦炎的患者，常因脓性分泌物刺激咽部，而导致慢性咽炎。长期过量喝酒吸烟，粉尘、化学气体刺激咽部，发音过度以及上呼吸道感染均可导致慢性咽炎。

中医称之为"慢喉痹"或"虚火喉痹"。基本病机为肺肾阴虚、虚火上炎，灼伤咽喉。中医学认为，慢性咽炎多属肺肾阴虚、气滞血瘀，治疗应以养阴清肺、滋阴降火、行气活血为主。

临床表现

慢性咽炎的特点是咽部有异物感，瘙痒微痛，干燥灼热，声音嘶哑或失音，咽部黏膜充血、增厚，由于咽部有黏腻液状物附着，可引起咳嗽、吐黏痰，甚至恶心、呕吐等症状。

泡脚良方

◎ 蒲公英板蓝根方

【药物组成】蒲公英50克，板蓝根30克。

【制　　法】上药加清水适量，煎煮30分钟，去渣取汁，与2000毫升开水一起倒入盆中。

【用　　法】先熏蒸，待温度适宜时泡洗双脚，每天早、晚各1次，每次熏泡40分钟，每日1剂，10天为1个疗程。

【功效主治】利水消肿，清热解毒。适用于慢性咽炎的风热袭表急性发作期。

◎ 知母栀子方

【药物组成】知母30克，栀子20克，大黄15克，黄芩15克，蒲公英 25 克。

【制　　法】将上述中药放入锅中，加水 1000 毫升，煎煮 20 分钟，取药汁，兑入适量温水。

【用　　法】泡脚 30 分钟，每日 1 次，每日 1 剂。

【功效主治】滋阴降火。适用于慢性咽炎的中焦实热急性发作期。

◎ 消肿利咽汤

【药物组成】玄参 30 克，石斛 30 克，牛蒡子 9 克。

【制　　法】将上药同入锅中，加入适量的水，煎沸 5 ～ 10 分钟，去渣取汁。

【用　　法】第 1 煎口服，1 天 2 次，2、3 煎倒入泡脚器中，待药温降至 40℃左右时，泡脚 30 分钟，每晚 2 次，每日 1 剂。

【功效主治】滋阴降火。适用于胃阴虚火旺型慢性咽炎。

◎ 知柏砂仁方

【药物组成】知母 15 克，黄柏 15 克，砂仁 10 克。

【制　　法】将上药同入锅中，加入适量的水，煎沸 5 ～ 10 分钟，去渣取汁，倒入泡脚盆。

【用　　法】待药温降至 40℃左右时泡脚，每天 1 次，每次 30 分钟，每日 1 剂，连续 10 天。

【功效主治】滋阴降火。适用于肝肾阴虚火旺型慢性咽炎。症见咽部干燥不适，或咽痛，吞咽时加剧。

◎ 吴茱萸汤

【药物组成】吴茱萸 20 克，白芷 20 克，小茴香 10 克。

【制　　法】将上药煎汁浸泡双脚。

【用　　法】每日换药 1 剂，7 日为 1 个疗程。泡脚后用吴茱萸粉调盐水外敷涌泉穴，每日 1 次，每日 1 剂，连用 4 日。

【功效主治】温寒止痛。适用于久治不愈的虚寒型顽固性咽炎。

（1）多参加体育锻炼，增强自身抵抗力，预防感冒等上呼吸道感染。

（2）少食辛辣食物，避免粉尘、烟雾、化学气体刺激咽部。

（3）尽量避免在污染的环境下长时间停留。

（4）多吃一些含维生素C的水果、蔬菜。

（5）养成良好的生活习惯，保持良好的心情及保证充足的睡眠。

（6）尽量不吸烟、不喝酒，防止任何可对咽部不利的刺激物。

六、中耳炎

中耳炎俗称"烂耳朵"，是指累及中耳（包括咽鼓管、鼓室、鼓窦及乳突气房）全部或部分结构的炎性病变，好发于儿童。可分为非化脓性中耳炎及化脓性中耳炎两大类。非化脓性中耳炎包括分泌性中耳炎、气压损伤性中耳炎等；化脓性中耳炎包括急性化脓性中耳炎和慢性化脓性中耳炎。中耳炎不仅可损害听觉，造成耳聋，而且因耳的解剖部位与头颅中窝的脑膜接近，长期不治，将导致颅内并发症而危及生命。

中医称急性化脓性中耳炎为"急脓耳"，其基本病机为外伤风热毒邪，内引肝脏之火上炎，结聚耳窍，灼膜腐肉，变化成脓外溢。中医称慢性化脓性中耳炎为"慢脓耳"，其基本病机为脾虚湿蕴，停留耳窍，或肾虚毒蕴，腐膜蚀骨。

临床表现

（1）非化脓性中耳炎中分泌性中耳炎：临床表现为听力下降、耳痛、耳内闷胀感或闭塞感、间歇性耳鸣。

（2）化脓性中耳炎：急性化脓性中耳炎主要表现为耳痛、流脓、耳鸣、听力减退，多伴有全身症状。小儿的全身症状比成人明显，可有发热、呕吐等。严重的并发症有颅内并发症，如脑膜炎、脑脓肿等。其他并发症有迷路炎、面神经麻痹等。慢性化脓性中耳炎主要表现为耳漏、耳聋、鼓膜穿孔、听力下降，严重时可引起颅内、颅外的并发症。

泡脚良方

◎ 蒲公英方

【药物组成】鲜蒲公英全草 200 克。

【制　　法】将上药加清水适量，煎煮 30 分钟，去渣取汁，与 2000 毫升开水一起倒入盆中。

【用　　法】先熏蒸，待温度适宜时泡洗双脚，每天早、晚各 1 次，每次熏泡 40 分钟，每日 1 剂，10 天为 1 个疗程。

【功效主治】清热解毒，排脓消炎。适用于急性化脓性中耳炎。

◎ 吴茱萸方（二）

【药物组成】吴茱萸 30 克，川牛膝 20 克，苍耳子 20 克，冰片 10 克。

【制　　法】将上药（除冰片外）加清水适量，浸泡 20 分钟，煎数沸，取药液与 1500 毫升开水同入脚盆中，纳入冰片。

【用　　法】趁热熏蒸，待温度适宜时泡洗双脚，每天 2 次，每次 40 分钟，每日 1 剂，5 天为 1 个疗程。

【功效主治】消炎通窍，清热解毒。适用于急性化脓性中耳炎。

◎ 二黄双耳汤

【药物组成】川黄连 15 克，虎耳草 15 克，苍耳子 9 克，大黄 9 克。

【制　　法】将上药同入锅中，加入适量的水，煎煮 30～40 分钟，去渣取汁。

【用　　法】先熏耳，倒入泡脚器中，待药温降至 40℃左右时，再泡脚 30 分钟，每日 1 剂，10 次为 1 个疗程。

【功效主治】清热泻火解毒。适用于急性化脓性中耳炎。

◎ 生地黄方

【药物组成】生地黄 20 克，白芍 20 克，白术 20 克，生牡蛎 20 克，麦冬 20 克，甘草 15 克，葱白 10 克。

【制　　法】将上药加清水适量，煎煮 30 分钟，去渣取汁，与 2000 毫升开水一起倒入盆中。

【用　　法】先熏蒸，等温度适宜时泡洗双脚，每天 1 次，每次熏泡 40 分钟，每日 1 剂，10 天为 1 个疗程。

【功效主治】滋阴潜阳，健脾益气，清热解毒。适用于慢性中耳炎。

♥ 温馨提示

（1）膳食平衡，注意营养，多吃维生素丰富的食物。

（2）每天按揉鼻梁50次，有保健预防作用。

七、慢性鼻炎

慢性鼻炎是一种常见的鼻腔和黏膜下层的慢性炎症。空气中的有害物质进入体内产生抗原抗体反应和抗组胺类物质，刺激鼻黏膜使鼻腔发生异常或病变。通常包括慢性单纯性鼻炎和慢性肥厚性鼻炎，后者多由前者发展而来。本病的发病原因很多，但主要是由急性鼻炎反复发作或治疗不彻底转化而来，长期吸入污染的空气也是致病原因。慢性鼻炎单纯用药物治疗很难治愈，但如果长期配合泡脚、足部按摩，病症会有明显的改善。

中医称之为"鼻窒"。基本病机为肺脾气虚，邪滞鼻窍，久则气滞血瘀。

临床表现

慢性鼻炎临床主要表现为长期反复流涕，鼻塞，鼻涕多等。如长期鼻塞，可能造成间歇性嗅觉减退、头部闷胀不适、呼吸不畅、耳鸣不聪、说话呈闭塞性鼻音等症状。

泡脚良方

◎ 枇杷叶桔梗方

【药物组成】枇杷叶 25 克，桔梗 25 克，苍耳子 18 克，薄荷 18 克，生甘草 6 克。

【制　法】将上药加清水适量，浸泡 20 分钟，煎数沸，取药液与1500 毫升开水同入盆中。

【用　法】趁热用鼻吸入蒸气，待温度适宜时泡洗双脚，每天 2次，每次 40 分钟，每日 1 剂，15 天为 1 个疗程。

【功效主治】疏风宣肺，通窍。适用于慢性鼻炎的风寒袭鼻急性发作期。

◎ 桑白皮黄芩方

【药物组成】桑白皮 50 克，黄芩 20 克，夏枯草 30 克，白芷 10 克。

【制　法】将上药同入锅中，加入适量的水，煎煮 30 分钟，去渣取汁。

【用　法】先熏蒸鼻部，再倒入泡脚器中，待药温降至 40℃左右时，泡脚 30 分钟，每晚 1 次，每日 1 剂，10 天为 1 个疗程。

【功效主治】疏风宣肺通窍。适用于慢性鼻炎的风热袭鼻急性发作期。

◎ 苍耳子辛夷方

【药物组成】苍耳子 50 克，辛夷 15 克，白芷 10 克。

【制　法】将上药同入锅中，加入适量的水，煎煮 30 分钟，去渣取汁。

【用　　法】先熏蒸鼻部，再倒入泡脚器中，待药温降至40℃左右时，泡脚30分钟，每晚1次，每日1剂，3天为1个疗程。

【功效主治】疏风宣肺通窍。适用于慢性鼻炎。

◎ 鹅不食草方

【药物组成】鹅不食草20克，赤芍20克，牡丹皮20克，生地黄20克，白茅根20克，败酱草20克，苍耳子20克，辛夷20克，鱼腥草20克。

【制　　法】将上述诸药择净，放入药罐中，加清水2000毫升浸泡20分钟，煮沸20分钟后去渣取汁。

【用　　法】待药液温后泡脚。每日早晚各1次，每次30分钟，每日换药1剂，10日为1个疗程。

【功效主治】散热解毒，清热利湿，通窍散寒。适用于慢性鼻炎。

♥ 温馨提示

（1）保持室内空气的湿度，可使用空气加湿器，不要让鼻子太干燥。

（2）避免过度疲劳、睡眠不足或受凉，戒掉吸烟、饮酒等不良习惯，因为这样会加重鼻炎症状。

（3）鼻炎大多是由感冒引起的，要加强体育锻炼，增强抵抗力。

（4）及时更换干净的床单、被罩，防止螨虫及分泌物诱发过敏性鼻炎。

八、牙痛

牙痛为口腔疾患中常见的症状之一，是牙体、牙周组织或颌骨的某些疾病所引起的一种症状，多见于西医学的牙髓炎、牙龈炎、根尖周围炎、牙周炎等疾病。牙齿遇冷、热、酸、甜等刺激时牙痛发作或加重。

中医学认为，该病的基本病机为风火、风寒之邪外侵，脉络瘀阻；或胃火上攻，灼伤牙络；或肾阴不足，虚火上炎，灼伤牙络，牙齿失养而痛。

临床表现

牙痛主要症状为牙龈红肿、松软、容易出血、疼痛反复发作，牙龈发痒、口臭，遇冷热刺激疼痛加剧，面颊肿胀等。牙痛发作无定时，一般白天轻、夜里重，咀嚼困难，遇到冷、热、酸、甜时加剧。

泡脚良方

◎ 白芷吴萸茴香方

【药物组成】白芷 20 克，吴茱萸 20 克，茴香 10 克。

【制　　法】将上药同入锅中，加入适量的水，先浸泡 5 ～ 10 分钟，再煎煮 30 ～ 40 分钟，去渣取汁。

【用　　法】倒入泡脚器中，待药温降至 40℃左右时，泡脚 10 ～ 15 分钟，同时按压八风穴 30 ～ 60 次，每晚 1 次，每日 1 剂。即痛即用。

【功效主治】疏风散寒，温经止痛。适用于风寒牙痛。

◎ 石膏地骨皮方

【药物组成】生石膏 60 克，地骨皮 50 克，知母 15 克，白芷 10 克。

【制　　法】将上药同入锅中，加入适量的水，煎煮 30 分钟，去渣取汁。

【用　　法】取 1 小杯漱口，剩下的倒入泡脚器中，待药温降至 40℃左右时，泡脚 30 分钟，每晚 1 次，每日 1 剂，3 天为 1 个疗程。

【功效主治】清热解毒，凉血止痛。适用于急性牙周炎、急性牙槽脓肿和牙髓炎等病引起的风火牙痛。

◎ 牛蒡子薄荷方

【药物组成】牛蒡子 15 克，薄荷 10 克，赤芍 15 克，山栀 20 克，金银花 15 克，连翘 20 克。

【制　　法】将上药同入锅中，加入适量的水，煎煮 30 分钟，去渣取汁。

【用　　法】取 1 小杯漱口，剩下的倒入泡脚器中，待药温降至 40℃左右时，泡脚 30 分钟，每晚 1 次，3 天为 1 个疗程。

【功效主治】疏风清热消肿。适用于风火牙痛。

◎ 野菊花白芷汤

【药物组成】野菊花 30 克，白芷 10 克。

【制　　法】将上药放入药罐中，加清水 2000 毫升浸泡 20 分钟，煮沸 20 分钟后去渣取汁。

【用　　法】先取 1 小杯用于漱口，剩余药液待温后泡脚。每日 1 次，每次 30 分钟，每日换药 1 剂，每日 1 剂，3 日为 1 个疗程。

【功效主治】清热解毒，止痛。适用于肝火牙痛。

◎ 夏枯草薄荷汤

【药物组成】夏枯草 20 克，栀子 20 克，连翘 20 克，赤芍 15 克，金银花 15 克，薄荷 10 克。

【制　　法】将上述诸药，放入药罐中，加清水 2000 毫升浸泡 20 分钟，煮沸 20 分钟后去渣取汁。

【用　　法】先取 1 小杯用于漱口，剩余药液待温后泡脚。每日 1 次，每次 30 分钟，每日换药 1 剂，3 日为 1 个疗程。

【功效主治】清热解毒，止痛。适用于肝火牙痛。

◎ 二黄牛膝汤

【药物组成】大黄 15 克，黄芩 15 克，牡丹皮 15 克，牛膝 15 克。

【制　　法】将上药同入锅中，加入适量的水，煎煮 5 ～ 10 分钟，去渣取汁。

【用　　法】第1煎口服，1天两次，2、3煎倒入泡脚器中，待药温降至40℃左右时，泡脚30分钟，每晚2次，每日1剂。

【功效主治】清泻胃火。适用于胃火牙痛。

◎ 竹蓼方

【药物组成】竹蓼100克。

【制　　法】将上药加清水适量，煎煮30分钟，去渣取汁。

【用　　法】取一杯漱口，余下药液与2000毫升开水一起倒入盆中。先熏蒸，待温度适宜时泡洗双脚，每天2次，每次熏泡40分钟，中病即止。

【功效主治】清热杀虫。适用于龋齿牙痛。

◎ 白芷细辛方

【药物组成】白芷15克，细辛15克，制川乌15克，制草乌15克，冰片10克。

【制　　法】将上药中的前4味加清水2000毫升，煎至水剩1500毫升时，澄出药液，溶入冰片。

【用　　法】取1杯漱口，余下药液倒入脚盆中，先熏蒸，待温度适宜时泡洗双脚，每天2次，每次40分钟，每日1剂，中病即止。

【功效主治】祛风散寒，散热止痛。适用于龋齿痛、风火牙痛、胃火牙痛。

◎ 蜂房细辛汤

【药物组成】蜂房5克，乳香5克，细辛5克。

【制　　法】将上药加水，放入药罐中，加清水2000毫升浸泡20分钟，煮沸20分钟后去渣取汁。

【用　　法】先取1小杯用于漱口，剩余药液待温后泡脚。每日1次，每次30分钟，每日换药1剂，3日为1个疗程。

【功效主治】行气活血，止痛。适用于气血瘀阻牙痛。

第三章
....

美容保健泡脚良方

- 消除疲劳
- 增进食欲
- 紧润肌肤
- 聪耳明目
- 增强体质
- 益智健脑
- 延缓衰老

一、消除疲劳

　　疲劳的产生有许多原因，过度的体力和脑力劳动皆可超过机体本身的承受能力，导致身体各组织器官功能下降、供血不足、淋巴回流不畅，由此造成机体能量和营养物质的缺乏，以注意力不集中、打不起精神、全身疲乏无力、肌肉酸痛、没有食欲等为特征。如果较长时间（6个月以上）的疲乏无力和活动后疲劳加重，并兼有头晕头沉、记忆力减退、思维不集中、失眠、全身发热、食欲差等，则是慢性疲劳综合征的临床表现。

泡脚良方

◎ 川芎人参叶方

　　【药物组成】川芎30克，人参叶40克。

　　【制　　法】将以上药物同入锅中，加水适量，煎煮30分钟，去渣取汁，倒入泡脚桶中。

　　【用　　法】先熏蒸，后泡脚30分钟。每晚1次，每日1剂，10天为1个疗程。

　　【功效主治】补气益肺、活血止痛。适用于四肢无力、肢体麻木、虚损瘦弱。

◎ 法半夏茯苓方

　　【药物组成】法半夏15克，赤茯苓15克，远志15克。

　　【制　　法】将诸药择净，同放锅中，加清水适量，浸泡5～10分钟后，水煎取汁，放入浴盆中。

　　【用　　法】待温度适宜时泡脚。每日2次，每次10～30分钟，2

日 1 剂，连续 7 ～ 10 天。

【功效主治】宁心安神，解郁益气。有定心气、安神的功效。

◎ 刺五加桂枝方

【药物组成】刺五加 50 克，桂枝 60 克，甘草 5 克。

【制   法】将以上药物同入锅中，加水适量，煎煮 30 分钟，去渣取汁，倒入泡脚桶中。

【用   法】先熏蒸，后泡脚 30 分钟。每晚 1 次，每日 1 剂，10 天为 1 个疗程。

【功效主治】强筋壮骨，补益气血。适用于倦怠乏力、体质虚弱、腰膝酸痛。

◎ 白术合欢方

【药物组成】白术 30 克，合欢花（或合欢皮）30 克。

【制   法】将诸药择净，同放锅中，加清水适量，浸泡 5 ～ 10 分钟后，水煎取汁，放入浴盆中。

【用   法】待温度适宜时泡脚。每日 2 次，每次 10 ～ 30 分钟，每日 1 剂，连续 7 ～ 10 天。

【功效主治】解郁安神，和中益气。有强身、镇静、安神的作用，是消除疲劳、治疗心烦郁结的良方。

◎ 黄芪党参方（二）

【药物组成】党参 20 克，黄芪 30 克，白酒 30 毫升。

【制   法】将前 2 味药同入锅中，加水适量，煎煮 30 分钟，去渣取汁，兑入白酒，倒入泡脚桶中。

【用   法】先熏蒸，后泡脚 30 分钟。每晚 1 次，每日 1 剂，10 天为 1 个疗程。

【功效主治】补益肺脾，强壮精神。适用于各种疲劳症，对躯体性疲劳尤为适宜。

◎ 黄芪枣仁方

【药物组成】黄芪 30 克，酸枣仁 30 克。

【制　　法】将诸药择净，同放锅中，加清水适量，浸泡 5 ～ 10 分钟后，水煎取汁，放入浴盆中。

【用　　法】待温度适宜时泡脚。每日 2 次，每次 10 ～ 30 分钟，2 日 1 剂，连续 7 ～ 10 天。

【功效主治】健脾益气，养心安神。适用于虚劳虚烦、气血两虚、自汗盗汗。

◎ 参芪五味子方

【药物组成】党参 30 克，黄芪 30 克，五味子 30 克。

【制　　法】将诸药择净，同放锅中，加清水适量，浸泡 5 ～ 10 分钟后，水煎取汁，放入浴盆中。

【用　　法】待温度适宜时泡脚。每日 2 次，每次 10 ～ 30 分钟，2 日 1 剂，连续 7 ～ 10 天。

【功效主治】强身健体，补中益气。适用于四肢疲乏、心悸气短、身体羸弱。

◎ 首乌益智仁方

【药物组成】制何首乌 50 克，益智仁 30 克，菟丝子 30 克，川芎 20 克。

【制　　法】将以上药物同入锅中，加水适量，煎煮 30 分钟，去渣取汁，倒入泡脚桶中。

【用　　法】先熏蒸，后泡脚 30 分钟。每晚 1 次，每日 1 剂，10 天为 1 个疗程。

【功效主治】温脾益肾，养血滋阴。适用于肝肾不足引起的腰膝酸痛、身体疲劳，久用此方可轻身延年。

♥ 温馨提示

（1）多参加体育锻炼，是保健养生的最好方法，特别能促进睡眠、精神振奋、消除疲劳。

（2）在体育锻炼前后摄取一定的营养品，不仅能延缓疲劳的出现，减轻疲劳的程度，而且还能加快疲劳的消除。

二、增进食欲

食欲是有关消化机能调节的神经中枢的活动，是作用于大脑所产生的一种愉快感觉。食欲不振是指进食的欲望降低，甚至不想进食的症状，又称不欲食、纳呆。食欲不振是疾病过程中常见的病理现象，主要是脾胃病变的反映，抑或是其他脏腑病变影响到脾胃功能的表现。但也有一些人并未生病，只是由于学习紧张、工作压力过大、精神不愉快、过食高糖和高脂肪食物等原因而导致食欲不振，这便属于一种亚健康状态。

中医学认为，"脾胃为后天之本"，脾胃功能的强健与否，关系到五脏六腑功能的盛衰，而"脾气通于口"。

泡脚良方

◎ 橘皮荷叶方

【药物组成】鲜橘皮 60 克，鲜荷叶 1 张，麦芽 30 克，谷芽 30 克。

【制　　法】将以上药物同入锅中，加水适量，煎煮 30 分钟，去渣取汁，倒入泡脚桶中。

【用　　法】先熏蒸，后泡脚 30 分钟。每晚 1 次，每日 1 剂，7 天为 1 个疗程。

【功效主治】理气调中，疏肝和胃。适用于食欲不振、食量减少。

◎ 白萝卜神曲方

【药物组成】白萝卜 600 克，神曲 40 克，陈皮 30 克，砂仁 6 克。

【制　法】将白萝卜切片，与后 3 味药同入锅中，加清水适量，浸泡 20 分钟，煎数沸，取药液与 1500 毫升开水同入脚盆中。

【用　法】趁热熏蒸，待温度适宜时泡洗双脚。每日 1 剂，每日 2 次，每次 40 分钟，7 天为 1 个疗程。

【功效主治】健脾消食，理气和胃。适用于腹胀食少、消化不良。

◎ 参术茯苓方

【药物组成】白术 25 克，党参 25 克，茯苓 25 克，佩兰叶 45 克，焦山楂 80 克，焦神曲 80 克，焦麦芽 80 克，砂仁 20 克，枳壳 20 克。

【制　法】将上药加清水适量，煎煮 30 分钟，去渣取汁，与 2000 毫升开水一起倒入盆中。

【用　法】先熏蒸，待温度适宜时泡洗双脚。每日 1 剂，每日 2 次，每次熏泡 40 分钟，10 天为 1 个疗程。

【功效主治】健脾益气，增进食欲。适用于食欲不振。

◎ 山楂薄荷方

【药物组成】山楂 45 克，青皮 30 克，陈皮 30 克，薄荷 12 克。

【制　法】将上药加清水适量，煎煮 30 分钟，去渣取汁，与 2000 毫升开水一起倒入盆中。

【用　法】先熏蒸，待温度适宜时泡洗双脚。每日 1 剂，每日早、晚各 1 次，每次熏泡 40 分钟，10 天为 1 个疗程。

【功效主治】健脾开胃，消食化滞。适用于肉食积滞、胃脘胀痛、食欲不振。

三、紧润肌肤

随着年龄的增长，皮脂分泌功能减弱，很多人开始出现皮肤粗糙、无光泽、无弹性等症状。这种症状虽然不是严重的疾病，但显然会妨碍容貌的美丽。皮肤粗糙的原因除了自身分泌功能的减弱外，还有两个主要原因：一是太阳的紫外线造成皮下血行障碍，无法顺利地输送营养、排出废物。二是睡眠不足、压力过重，引起激素分泌失调、肝脏功能失调。

泡脚良方

◎ 丝瓜汁方

【药物组成】新鲜丝瓜 400 克，丝瓜叶 400 克，丝瓜藤 400 克。

【制　　法】将上述诸药择净，捣烂包在洁净的纱布中绞汁。先取一小瓶擦脸和手臂，剩下的药液倒入泡脚盆中加入适量的开水。

【用　　法】待温度适宜后浸泡双脚。每次 30 分钟，每晚 1 次，每日 1 剂，连续 20 日为 1 个疗程。

【功效主治】凉血解毒，美容护肤，杀菌消炎。适用于容颜衰老，皮肤粗糙，面疣、粉刺、毛囊炎。

◎ 二花川芎方

【药物组成】桃花 35 克，杏花 35 克，川芎 35 克。

【制　　法】将上药加清水适量，浸泡 20 分钟，煎数沸，取药液与1500 毫升开水同入盆中。

【用　　法】趁热熏蒸擦洗面部，待温度适宜时泡洗双脚，每日 2次，每次 40 分钟，每日 1 剂。

【功效主治】清热凉血，活血润肤。适用于面色无华，皮肤粗糙、干燥，面部色素沉着。

◎ 米汤猪皮方

【药物组成】米汤 2000 毫升，猪皮 100 克。

【制　　法】将上药置火上煮数沸，将药液倒入盆中。

【用　　法】熏蒸双脚，待温度适宜时浸泡双脚，每天 1 次，每次30 分钟，每日 1 剂，30 天为 1 个疗程。

【功效主治】护肤美白。适用于皮肤粗糙。

◎ 西瓜皮方

【药物组成】西瓜皮 500 克，马齿苋 150 克。

【制　　法】将上药加水 2000 毫升，煮沸后将药液倒入盆中。

【用　　法】待水温适宜时浸泡双脚，每次 30 分钟，每天 1 次，每日 1 剂，20 天为 1 个疗程。

【功效主治】活血护肤，嫩白皮肤。适用于皮肤粗糙。

◎ 茶叶方

【药物组成】茶叶 50 克。

【制　　法】将茶叶放入药罐中，清水浸泡 20 分钟，再加入水 1500 毫升，煮沸 20 分钟后去渣取汁倒入浴盆中，加入适量热水。

【用　　法】先熏蒸面部，待温度适宜后再浸泡双脚。每次 30 分钟，每晚 1 次，每日 1 剂，可长期使用。

【功效主治】护肤美容，光滑细嫩皮肤。适用于皮肤粗糙，尤其是皮肤干燥者。

◎ 桃花方

【药物组成】鲜桃花 200 克。

【制　　法】将鲜桃花放入开水中。

【用　　法】待水温适宜时浸泡双脚，每次 30 分钟，每天 1 次，每日 1 剂，30 天为 1 个疗程。

【功效主治】活血护肤，美白容颜。适用于皮肤粗糙。

◎ 桃花橘皮方

【药物组成】桃花 60 克，橘皮 45 克，白瓜子 45 克。

【制　　法】将上述诸药择净，放入药罐中，清水浸泡 20 分钟，加入水 1500 毫升，煮沸 20 分钟后去渣取汁倒入浴盆中加入适量热水。

【用　　法】先熏蒸面部，待温度适宜后再浸泡双脚。每次 30 分钟，每晚 1 次，每日 1 剂，连续 20 日为 1 个疗程。

【功效主治】 祛瘀活血，嫩白肌肤。适用于皮肤粗糙。

◎ 荷花方

【药物组成】 荷花 100 克，牛奶 200 毫升。

【制　　法】 将荷花、牛奶倒入开水中。

【用　　法】 待水温适宜时浸泡双脚，每天 2 次，每次 30 分钟，每日 1 剂，30 天为 1 个疗程。

【功效主治】 美白嫩肤。适用于皮肤粗糙。

♥ 温馨提示

（1）进行适当的体力活动，加强体育锻炼，比如仰卧屈腿、深蹲起立、骑自行车等都能增加皮肤弹性，防止过早松弛。

（2）注意饮食结构，多吃蔬菜、水果、谷物、植物籽、果仁等营养均衡的食物。

四、聪耳明目

聪耳明目意为耳朵、眼睛反应灵敏。耳为心、肾之窍，通于脑，是人体的听觉器官，也是司人体平衡感觉的位觉器官。中医学认为，肾与耳有内在联系。肾气通于耳，肾气充足，则听觉灵敏。《灵枢》讲，十二经脉，三百六十五络……其气走于耳而为听。所以，耳的听觉能反映心、肾、脑的器官功能。倘使用耳过度，或被外力所伤，就会影响心、肾、脑的精气，进而导致人的衰老。

《黄帝内经》上说，人体"五脏六腑之精气，皆上注于目而为之精"，又说"诸脉者，皆属于目"。眼睛之所以能够看见万物、辨别颜色，全赖五脏六腑精气的滋养。精气，是人体生命活动的物质基础，眼睛依靠精气的充养才能发挥作用，才能够视觉正常、神光充沛。所以，中医学望诊中的"望目"，就是通过观察眼睛的各种情况，不但可以辨别疾病，而且可以由此推知人体内部五脏六腑功能的盛衰变化，具有由外推内、见微知著的重要意义。

泡脚良方

◎ 首乌桑叶方

【药物组成】制首乌 60 克，桑叶 100 克，川芎 15 克。

【制　　法】将以上 3 味药同入锅中，加水适量，煎煮 30 分钟，去渣取汁，倒入泡脚桶中。

【用　　法】先熏蒸，后浸泡双脚 30 分钟。每晚 1 次，每日 1 剂，15 天为 1 个疗程。

【功效主治】清肝明目，润肺聪耳。适用于目赤疼痛、头昏耳鸣。

◎ 枸杞叶菊花方（二）

【药物组成】枸杞叶 60 克，白菊花 30 克，荠菜 50 克。

【制　　法】将以上 3 味药同入锅中，加水适量，煎煮 30 分钟，去渣取汁，倒入泡脚桶中。

【用　　法】先熏蒸，后浸泡双脚 30 分钟。每晚 1 次，每日 1 剂，15 天为 1 个疗程。

【功效主治】养肝明目，清心和胃。适用于目暗昏花、目赤肿痛、眼睛干涩。

◎ 石斛首乌方

【药物组成】石斛 30 克，制何首乌 60 克，谷精草 40 克。

【制　　法】将以上 3 味药同入锅中，加水适量，煎煮 30 分钟，去渣取汁，倒入泡脚桶中。

【用　　法】先熏洗，后浸泡双脚 30 分钟。每晚 1 次，每日 1 剂，15 天为 1 个疗程。

【功效主治】滋阴清热，祛风明目。适用于头晕目眩、视力下降、目生翳障。

◎ **芦笋绿茶方**

【药物组成】鲜芦笋 200 克，绿茶 5 克，决明子 30 克。

【制　　法】将芦笋洗净切碎，与绿茶、决明子同入锅中，加水适量，煎煮 30 分钟，去渣取汁，倒入泡脚桶中。

【用　　法】先熏洗，后浸泡双脚 30 分钟。每晚 1 次，每日 1 剂，15 天为 1 个疗程。

【功效主治】清肝明目，益肾润肺。适用于目赤肿痛、视力下降、头晕目眩。

◎ **熟地天冬方**

【药物组成】熟地黄 50 克，天冬 40 克，桑椹 30 克，石菖蒲 15 克。

【制　　法】将以上 4 味药同入锅中，加水适量，煎煮 30 分钟，去渣取汁，倒入泡脚桶中。

【用　　法】先熏蒸，后浸泡双脚 30 分钟。每晚 1 次，每日 1 剂，15 天为 1 个疗程。

【功效主治】滋补肝肾，养阴聪耳。适用于耳鸣、听力减退。

◎ **菟丝子杜仲方**

【药物组成】菟丝子 50 克，杜仲 40 克，怀牛膝 30 克，川芎 15 克。

【制　　法】将以上 4 味药同入锅中，加水适量，煎煮 30 分钟，去渣取汁，倒入泡脚桶中。

【用　　法】先熏蒸，后浸泡双脚 30 分钟。每晚 1 次，每日 1 剂，15 天为 1 个疗程。

【功效主治】补益肝肾，明目聪耳。适用于视物不清、耳鸣耳聋。

五、增强体质

增强体质，提高机体的抗邪及康复能力，即所谓"正气内存，邪不可干"。

中医学认为，中药泡脚能改善全身血液循环，增强淋巴系统抑制病毒、细菌的能力，从而提高人体的免疫能力。泡脚方多选用补气活血，增强抵抗力之品。

泡脚良方

◎ 双枝双草方

【药物组成】桑枝10克，桂枝10克，伸筋草10克，透骨草10克，乳香10克，没药10克，红花10克，羌活10克，独活10克，补骨脂10克，淫羊藿10克，野木瓜15克，木瓜15克。

【制　　法】上药煎汤泡脚。

【用　　法】将每次10～30分钟，每日1次，每日1剂。

【功效主治】舒经活络，调和气血，软化脚底。适用于增强体质。

◎ 川桂艾椒方

【药物组成】川桂枝20克，川椒10克，红花10克，艾叶10克。

【制　　法】将上述药材加水800～1000毫升，煎取400～600毫升，去渣备用。

【用　　法】每晚用热水泡洗双脚，对入药汁100～200毫升，水在踝关节以上，泡至双脚暖和、皮肤发红为止。每日1次，每日1剂，冬季可连浸1～2个月。

【功效主治】温经通络。适用于增强体质。

◎ 艾叶泡脚方

【药物组成】艾叶或鲜野艾250～300克。

【制　　法】将上药洗净加水1500～2000毫升，水沸去渣，趁热置入盆内泡脚。

【用　　法】每次15～20分钟，每日3～5次，每日1剂，连续

3 ～ 5 天。

【功效主治】温中健脾。适用于增强体质。

◎ 麻桂二活方

【药物组成】桂枝 20 克，麻黄 15 克，独活 15 克，羌活 15 克，红花 10 克，细辛 10 克，艾叶 10 克。

【制　法】将上药用纱布包好，用水煮沸。

【用　法】取温水适量，将双脚浸入，每日 1 次，每剂药可用 3 天。

【功效主治】温经通阳，活血散瘀。适用于增强体质。

◎ 板花保健方

【药物组成】板蓝根 5 克，红花 5 克，当归 5 克，防风 5 克，旱莲草 5 克，车前子 5 克。

【制　法】将上药用纱布包好，煎水泡脚。

【用　法】每次 10 ～ 30 分钟，每日 1 次，每日 1 剂。

【功效主治】温经通络，活血消炎。适用于增强体质。

◎ 姜糟浴方

【药物组成】生姜、酒糟各适量。

【制　法】将上药水煎取汁，泡脚。

【用　法】每晚 1 次，每次 20 ～ 30 分钟，每日 1 剂。

【功效主治】温和散寒。适用于增强体质。

六、益智健脑

大脑是人类行为的指挥、协调、控制者，随着年龄的增长，若不注意用脑卫生，则可使大脑处于疲劳状态而加速大脑的衰老退化，从而在精神、记忆、智能等方面出现退化。因此，怎样增强记忆、提高智能、延缓大脑衰老，已成为医学研究的重点。

泡脚良方

◎ 首乌益智方

【药物组成】制何首乌 40 克，首乌藤 30 克，熟地黄 30 克，刺五加 25 克。

【制　　法】将上药加清水 2000 毫升，煎至水剩 1500 毫升时，盛出药液，倒入脚盆中。

【用　　法】先熏蒸，待温度适宜时泡洗双脚。每晚临睡前泡洗 1 次，每次 40 分钟，每日 1 剂，20 天为 1 个疗程。

【功效主治】健脑益智，益精填髓。适用于记忆力减退、反应迟钝等症。

◎ 枸杞酸枣仁方

【药物组成】枸杞子 40 克，酸枣仁 40 克。

【制　　法】将上药加清水 2500 毫升，煎至水剩 1500 毫升时，盛出药液，倒入脚盆中。

【用　　法】先熏蒸，待温度适宜时泡洗双脚。每晚临睡前泡洗 1 次，每次 40 分钟，每日 1 剂，20 天为 1 个疗程。

【功效主治】健脑明目，补养肝肾。适用于记忆力减退、失眠神疲等症。

◎ 山药丹参方

【药物组成】山药 40 克，丹参 40 克，远志 20 克，五味子 20 克。

【制　　法】将上药加清水适量，煎煮 30 分钟，去渣取汁，与 2000 毫升开水一起倒入盆中。

【用　　法】先熏蒸，待温度适宜时泡洗双脚。每日早、晚各 1 次，每次熏泡 40 分钟，每日 1 剂，20 天为 1 个疗程。

【功效主治】安神益智，清心除烦。适用于健忘惊悸、神志不清。

◎ 黑豆枸杞方

【药物组成】黑豆 50 克，枸杞子 30 克，小红枣 10 枚。

【制　　法】将上药加清水适量，煎煮 30 分钟，去渣取汁，与 2000 毫升开水一起倒入盆中。

【用　　法】先熏蒸，待温度适宜时泡洗双脚。每日 1 次，每次熏泡 40 分钟，每日 1 剂，10 天为 1 个疗程。

【功效主治】滋养肝肾，补益心脾。适用于记忆力减退兼见视力下降、神疲乏力等症。

◎ 菖蒲地黄方

【药物组成】石菖蒲 30 克，白茯苓 30 克，丹参 30 克，远志 30 克，地黄 20 克，杜仲 20 克，百部 20 克，山药 20 克，天冬 15 克，麦冬 15 克，党参 15 克，防风 15 克，柏子仁 15 克，五味子 15 克，桂枝 15 克。

【制　　法】将以上 15 味药同入锅中，加水适量，煎煮 2 次（每次 30 分钟），合并滤汁，倒入泡脚桶中。

【用　　法】先熏蒸，后泡脚 30 分钟。每晚 1 次，每日 1 剂，20 天为 1 个疗程。

【功效主治】健脑益智，安神通窍。适用于记忆力减退、反应迟钝等症。

七、延缓衰老

人的衰老是不可抗拒的生理现象。皮肤是最容易衰老的器官之一，一般 20 岁以后，皮肤就开始出现衰老现象，皱纹的出现是皮肤衰老的重要特征。皱纹多见于面部等暴露部位，如前额、眼角、口角等处。习惯性的皱眉、眯眼、吸烟、吹口哨等动作，可使皱纹增多、加深。随年龄的增长，皱纹逐年变深，变宽。男性 55 岁，女性 45 岁以后，上述现象已相当明显。

随着年龄的增长，表皮的角质层逐渐变厚、颗粒层和棘层变薄、基底层的色素增加，使皮肤出现发硬、发暗、发黑的改变。真皮层的弹力纤维、胶原纤维的生成下降、断裂、变性，使皮肤的弹性下降，产生皱纹。

泡脚良方

◎ 杜仲寄生方

【药物组成】杜仲 50 克，桑寄生 30 克，枸杞子 30 克，锁阳 30 克，桂枝 30 克。

【制　　法】将上述诸药择净，放入药罐中，清水浸泡 20 分钟，加入水 1500 毫升，煮沸 20 分钟后去渣取汁，倒入泡脚盆中加入适量热水。

【用　　法】待温度适宜后浸泡双脚。每次 30 分钟，每晚 1 次，2 日 1 剂，连续 20 日为 1 个疗程。

【功效主治】温补肾阳，填充精血。适用于中老年人的养生保健，延缓衰老。

◎ 首乌菊花方

【药物组成】制何首乌 20 克，白菊花 15 克，生地黄 10 克，当归 5 克，枸杞子 5 克。

【制　　法】将上药加清水适量，煎煮 30 分钟，去渣取汁，与 2000 毫升开水一起倒入盆中。

【用　　法】先熏蒸，待温度适宜时泡洗双脚，每天早、晚各 1 次，每次熏泡 40 分钟，每日 1 剂。

【功效主治】养肝明目，乌发延寿。适用于眼目昏花、头发早白、早衰等症。

◎ 银杏叶方（二）

【药物组成】银杏叶 100 克，槐花 35 克，菊花 35 克，丹参 22 克。

【制　　法】将上药加清水适量，浸泡 20 分钟，煎数沸，取药液与 1500 毫升开水同入泡脚盆中。

【用　　法】趁热熏蒸，待温度适宜时泡洗双脚，每天 2 次，每次

40分钟，每日1剂，15天为1个疗程。

【功效主治】软化血管，降低血脂，防治衰老。适用于冠状动脉粥样硬化、高脂血症、高血压等多种老年病。

◎ 海藻杜仲汤

【药物组成】海藻60克，生山楂50克，桑寄生40克，杜仲30克。

【制　　法】将上述诸药放入药罐中，清水浸泡30分钟，加水2000毫升煎汤，煮沸20分钟后去渣取汁。

【用　　法】待温后泡脚，每次30分钟，每晚1次，日换药1剂，20日为1个疗程。

【功效主治】软坚散结，补肝肾，强筋骨，降血压，降血脂。适用于延缓衰老，防治中老年人原发性高血压、高血脂、血液黏稠等症。

◎ 益肾泡脚方

【药物组成】黄精20克，何首乌20克，白芷20克，熟地黄10克。

【制　　法】将上述诸药择净，放入药罐中，清水浸泡20分钟，加入水1500毫升，煮沸20分钟后去渣取汁，倒入泡脚盆中加入适量热水。

【用　　法】待温度适宜后浸泡双脚。每次30分钟，每晚1次，每日1剂，连续10日为1个疗程。

【功效主治】滋补肾阳，填精益髓。适用于中老年人养生保健，延缓衰老。

◎ 五子地黄方

【药物组成】覆盆子30克，菟丝子30克，熟地黄30克，车前子18克，五味子18克，枸杞子15克。

【制　　法】将上药加清水2000毫升，煎至水剩1500毫升时，澄出药液，倒入泡脚盆中。

【用　　法】先熏蒸，待温度适宜时泡洗双脚，每晚临睡前泡洗1次，每次40分钟，每日1剂，20天为1个疗程。

【功效主治】滋补肝肾，改善性功能，防治衰老。适用于性功能减退及年老体弱等。

◎ 补骨脂女贞子汤

【药物组成】女贞子 50 克，旱莲草 40 克，桑寄生 30 克，阳起石 20 克，补骨脂 20 克，辣椒 20 克。

【制　　法】将上述诸药放入药罐中，清水浸泡 30 分钟，加水 2000 毫升煎汤，煮沸 20 分钟后去渣取汁。

【用　　法】待温后泡脚。每次 30 分钟，每晚 1 次，日换药 1 剂，20 日为 1 个疗程。

【功效主治】滋补肝肾，强筋壮骨，乌须明目。适用于中老年人气血两虚、性功能减退、心血管疾病等。

◎ 黄精方

【药物组成】黄精 100 克。

【制　　法】将上药加清水适量，煎煮 30 分钟，去渣取汁，取一杯代茶频服，余下药液与 2000 毫升开水一起倒入盆中。

【用　　法】先熏蒸，待温度适宜时泡洗双脚，每天 1 次，每次熏泡 40 分钟，每日 1 剂，10 天为 1 个疗程。

【功效主治】延缓衰老，健身延寿。适用于少气无力、行动迟缓、精神倦怠、中气不足的老年人。

◎ 知柏泽泻方（二）

【药物组成】知母 150 克，黄柏 150 克，泽泻 150 克。

【制　　法】将上述诸药择净，放入药罐中，用清水浸泡 20 分钟，加入水 1500 毫升，煮沸 20 分钟后去渣取汁，倒入泡脚盆中加入适量热水。

【用　　法】待温度适宜后浸泡双脚。每次 30 分钟，每晚 1 次，每日 1 剂。

【功效主治】养阴清热，延年益寿。适用于延缓衰老。